医鉴草

——孔氏医案校评

清·孔继蒵 著

张奇文 刘德泉 校评

刘东峰 张玉苹 张宝华 张振宇 协助修订

山东科学技术出版社

·济南·

图书在版编目（CIP）数据

医鉴草：孔氏医案校评 /（清）孔继菼著；张奇文，刘德泉校评. —济南：山东科学技术出版社，2021.10
ISBN 978-7-5723-0879-6

Ⅰ. ①医… Ⅱ. ①孔… ②张… ③刘… Ⅲ. ①医案—中国—清代 Ⅳ. ①R249.49

中国版本图书馆CIP数据核字（2021）第160982号

医鉴草——孔氏医案校评

YIJIANCAO——KONGSHI YIAN JIAOPING

责任编辑：马　祥
装帧设计：侯　宇

主管单位：山东出版传媒股份有限公司
出 版 者：山东科学技术出版社
　　　　　地址：济南市市中区英雄山路189号
　　　　　邮编：250002　电话：（0531）82098088
　　　　　网址：www.lkj.com.cn
　　　　　电子邮件：sdkj@sdcbcm.com
发 行 者：山东科学技术出版社
　　　　　地址：济南市市中区英雄山路189号
　　　　　邮编：250002　电话：（0531）82098071
印 刷 者：济南华林彩印有限公司
　　　　　地址：山东省济南市商河县新盛街10号
　　　　　邮编：251600　电话：（0531）82339899

规格：16开（170mm×240mm）
印张：13.5　　字数：200千　　印数：1～1000
版次：2021年10月第1版　2021年10月第1次印刷
定价：38.00元

孔继菼及其医案《医鉴草》

一、关于孔继菼的生平考

据《滕志》（光绪本）卷五："孔继菼，字甫涵，号云湄，乾隆丁酉科举人。受学于曲阜颜沁斋，与同门颜逢甲（原美）、赵钟骏（滕轩）、满秋石（碧云）齐名，赴春闱不售，归读仲景《伤寒论》，旷然有悟，遂神于医。贯串古今书，皆能得要领，损其太过以济所不及。著有《医鉴草》，投药辄立效。所亲病人，谓不可起，公诊之曰：此当五日愈耳。及期复往，病转剧，公问：曾延他医否？曰：无。公曰：勿欺我，此误服某药，分量若干，故致是。主人大骇，出其方，视之，果不爽。其精能多此类。"

又据嘉庆十五年（岁次庚午）《医鉴草》版本，杨黻佩冕序略云："先生少登贤书，负其奇才，肆志经史，欲以经纶宇内，未尝业医也。会先生祖母卧病数载，医莫能愈，先生忧焉。究心于神农、黄帝之书，既精且勤，病遂以瘥，非欲以医显也。既而瘟疫盛行，危殆者多。医者各见所见，于病若无见也。先生出独见以济之，全活甚众。凡病之疑似者、奇怪者，必书其原委及用药得失之验，置诸案头而去，亦未尝以医名也，而医名驰南北矣。予少先生十余岁，而弃儒为医在先生前，实于儒、医两无所得。先生既惠教之，又授以案文数十篇，以韩苏之笔，发岐黄之理，警快绝伦，茅塞顿开，喟然叹曰：'古所谓不为良相，必为良医者，其在先生欤！'今先生老矣，儒术虽不得见诸用，犹手丹铅不辍，终不欲以医名，特以余力为之，然已精妙至此。余恐其久而散佚也，请诸先生尽书所见，共得九十余篇，自颜曰《一见草》，盖以医理无穷，不敢执一见以蔽众见云尔，然实为众见所不及。余谓先生曰：'一身之所济者小，不如公诸天下之为大也，盍刊以济世？'夕先生輾然颔之，并嘱点视，且序其以儒为医之实。窃惟先生，良医济世在兹书矣。"

据枣庄市《中医药志》筹编组校证，孔继菼（公元1748—1820年），原籍山东滕县（今滕州市）西岗镇南荒村人。其父孔传集。继菼兄弟三人，二弟孔继谈，生一子，名孔广昕；三弟孔继炯，生五子，名广昂、广昀、广旭、广升、广盼。孔继菼、乾隆丁酉科举人，生一子，名孔广矗。广矗生七子，此七子又生十一女，皆出嫁他村，因此无后，乃过继孔宪青以为其嗣。时距孔继菼已四世，距今亦近百年了。

孔继菼实由儒学而通于《内经》《伤寒》《金匮》诸书，又会瘟疫流行，且危殆者多，先生出其所学以济世，而活人甚众，遂以医名于当世。惜其子孔广矗不明于医，将其父所著书稿，皆殉以葬，遂伴棺木以同朽。

孔继菼死于中风之症。死后，其子广矗葬之于南荒村东南约半里许之新茔。丰碑伟岸，相传碑文为滕举人颜逢甲所撰述，今惜其碑已碎，故碑文亦不可考。

孔继菼生前，家计不丰，常去县城、济宁、曲阜诊病，并时与滕州、曲阜、济宁诸名家相来往，家中衣食诸费皆多为友人所赠施。先生曾多次在曲阜诊病，据传：在济宁曾为孙状元之子诊病，此子仅两岁许，因失去铜钹而导致精神失常。先生诊之云："此病因思念爱物所致。"嘱其家人由井中寻捞其所失铜钹，而复济以安神定志之药，病遂痊愈。石庠村有女年十八九，患天花，经先生一药而愈，未留麻痕。先生死后之棺木，即系患女之家所赠施。

二、《医鉴草》的版本

《医鉴草》一书，首版于嘉庆十五年（即庚午），全书分为四卷九十案，约十余万言。宗六经之规范，发灵素之奥秘，理法方药，微妙悉彰，读后如清风霁月之爽人心脾。其医学成就，实可媲美喻嘉言之《寓意草》。再版本，更名为《孔氏医案》。三版，刊于民国二十一年（即1932年），全书仍分为四卷，计八十二案。

该书到目前为止，共有三种版本发现。一为民国二十一年三版本，其附言谓："《一见草》一书，滕县孔甫涵先生著，嘉庆庚午杨公佩冕为之序，迄民国庚午百二十二年……"；二为在孔继蒉家乡南荒村附近，发现一清代抄本，字迹工整，仍为八十二篇。其中一篇与民国版本略有出入，且字句也略有不同，唯序文署名为沛县叶风翚所作，与原文同而仅署名不同，深滋疑窦。考其原序，文采卓越，非庸手泛泛者所可为。考诸杨黼举进士，而深明于医，更比之杨氏家乘中其他诸作，可断言该序仍为杨黼所作；三为刘子衡先生之手抄本。布衣大师刘子衡先生，原籍滕州，曾任山东省政协常委、省人大常委等职，研究经学而喜于医，平素常与济南诸名医交往，其藏手抄本经杭州大学教授王焕镳校点，著名书法家陆维钊为之跋并题签，亦为珍本。

张奇文

周　序

医案，即今所谓之病历。为医生诊治疾病之真实记录。医之有案，犹如律之所判，字字句句均应确凿无误，来不得半点虚伪和夸张，必须翔实可靠，方可为人所借鉴。1982年春，张奇文同志受卫生厅委托，组织编写《山东中医药志》，经常来我处共商编写诸事宜，带来一部《孔氏医案》，乃枣庄市《中医药志》筹编组送来的。我翻阅后，始知系清代孔继蘖所著。后不久，山东科学技术出版社王道隐同志又送来一部刘子衡先生亲手抄的手抄本《孔氏医案》，字迹工整，清晰如刻，使人爱不释手，并有著名书法家陆维钊先生的跋语和题签。与滕县所送之民国十九年之版本互相对阅，除文字上间有舛错之处外，内容、排列、卷次均相同。每案均是先议病，后议药，理法方药，丝丝入扣，可与喻昌之《寓意草》媲美。其可贵处，是作者收集了不少误治的病例，从正反两个方面总结经验教训，如实写出，使人读后，足资借鉴，诚为医案中不可多得之佳作。另外，该书不同于一般医案的特点，在其锐于论病，对各种疾病盘根错节之变化，皆能详析其纤毫之微，以期平衡阴阳，协调升降，以配天地气机之运化。书中论证之详，也可说是前人少有，如某系何病，应用何药，何药宜先，何药宜后，何以善后，何以防变，对千变万化之疾病，操之于阴阳表里之间，钩沉提玄，抉微索隐。然要而不繁，可谓如网在纲。如病势沉涸，阴阳乖错，似将不起者，作者则求其主次，尽其曲折，究其阴阳寒热真假之殊，索其形脏虚实之候，虽寥寥数语，发人深省，实如破天惊雷，另具新义。

该书版本甚少，由于抄传翻印有误，加之未经校点，不少地方读起来似有艰涩之感。张奇文挤公职之余，对该书详加校勘、标点，并在每案之后加了校注和评议，使读者易学易懂，并能得其案中要点。送我征求意见，我认为如此整理很有必要。并让我带的研究生刘德泉同学（系刘子衡先生之孙），一起参加了这项工作。历时一年，校评结束。予受读既竟，勉缀数语，弁诸简端，以志欣慰。

周凤梧于山东中医学院

岁次丙寅季夏

《医鉴草》原序

世乏儒医久矣，况儒医兼善者乎？若吾甫涵先生，则儒而医，医而仍儒者也。先生少登贤书，负其奇才，肆志经史，欲以经纶宇内，未尝业医也。会先生祖母卧病数载，医莫能愈，先生忧焉，究心于神农黄帝之书，既精且勤，病遂以瘳，非欲以医显也。既而温疫盛行，危殆者多，医者各见所见，于病若无见也。先生出独见以济之，全活甚众。凡病之疑似者、奇怪者，必书其原委，及用药得失之验，置诸案头而去，亦未尝以医名也，而医名驰南北矣。予少先生十余岁，而弃儒为医在先生前，实于医儒两无所得。先生既惠教之，又授以案文数十篇。以韩苏之笔，发岐黄之理，警快绝伦，茅塞顿开。喟然叹曰：古所谓"不为良相，必为良医"者，其在先生钦！今先生老矣，儒术虽不得见诸用，犹手丹铅不辍，终不欲以医名，特以余力为之，然已精妙至此。余恐其久而散佚也，请诸先生，尽书所见，共得九十余篇，自颜曰"一见草"。盖以医理无穷，不敢执一见以蔽众见云尔，然实为众见所不及。余谓先生曰："一身之所济者小，不如公诸天下之为大也。盍刊以济世？"先生辗然颔之，并嘱点视，且序其以儒为医之实。窃惟先生良医济世，在兹书矣。若其儒术显而执简曰染翰，霖雨舟楫，更于先生有厚望焉！遂忘词之弇鄙，而为之叙云。

时大清嘉庆十五年岁次庚午杨毅佩冕氏谨识

目 录

卷 一

附：陆维钊跋

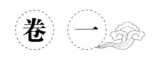

议孙璧含令弟病并治验

峄县孙璧含之弟，自七八岁时，有积块在心下，不大为累，年已三十余矣。忽延医令攻去之，医为治伏梁丸[1]。服数十日，旧块未破，变症蜂起。孙与予为瓜葛亲，而素不相识，介亲族以请予。

比至，不食不卧，并不能坐者已七日矣。两人掖以步，神色俱败，烦躁殊甚。予细询此症，并诊其脉，取纸为立案。

时前医在坐，曰：病人急求得方，案可徐为。

予曰：先议后治，慎也！议或不中，犹可再商，此事岂可鲁莽！乃立案曰：六脉沉细而迟，气血两虚之症也；两尺带涩，少腹定有瘀血。经曰：阳气者，静则养神，柔则养筋。又曰：阴气者，静则神藏，躁则消亡。又曰：阳虚生外寒，阴虚生内热。今烦躁不寐，阳气不留于阴，阴虚也；洒淅恶寒，无风而栗，阳虚也；少腹痛，蓄血也；饮食不进，胃阳衰也；中焦胀闷，脾阳虚不能运也；怔忡恐惧，神不内守，筋脉动瘛，血不外荣也。合而言之，总是气血两虚之症。为今之计，滋阴养阳，蓄血置为后图可也。

案出，即付前言者，尚不知其为医也。其人云：吾不解其道，遂出。

病人请曰：胀满特甚，又久不能寐，但先去此二症，犹可支持。因解衣示予，腹大如瓮。

予曰：向本如此乎？

曰：近日始然。

予曰：此乱气所为也。久病根深，别有巢穴，攻药下咽，未能及病，先伤气血。血伤则凝而不流，气伤则乱而四溢，而溢出之气，又因败血阻凝经络，冲击不开，乃并聚而为害也。夫气载血而行者也，自脏腑以迄四末，周流皆有常度。今为败血所阻，不能外达于肢体，而皆内聚于腹中，安得不胀？

曰：左边更有一物，约大如碗，忽上忽下，汩汩作声，按之辄移，移则心为震动，此为何病？

予曰：在左乳下乎？

曰：然。

予曰：此胃府之乱气也。经曰：胃之大络，名曰虚里[2]，出于左乳下，其动应衣，宗气泄也。故凡胃气不宁，则左乳下跳动特甚。今胃气为峻药所攻，纷纷涣散，何所不至？窜入虚里，遂成窟宅。正如避乱之民，依山负险，聊以自固，招而复之，皆输租纳税之赤子也。此不为病。

时病者伯叔兄弟续至，闻予言曰：气可招复乎？招之用何法？败血阻之，又何以能复乎？

予曰：中焦脾胃之宫，上下之枢纽也。此症乃先当理脾胃。脾胃既安，乱气必渐就宁贴。由是而上者上，下者下，虽不甚顺，必不复决裂四出，攻冲作胀。迨乱气悉转为正气，而新血亦渐生矣。血者，能濡能润之物也。血生，则借新以涤旧，而又有正气为之领载，败血何患不去？经隧何患不通？其藏入虚里之胃气，又何患不悉归故处乎？此病当缓缓调之，求急不可也。

乃用安脾调胃之品，佐以阴药，少加枳、橘以防滞。其夜少寐，次日饮食亦少进，胀大减矣。乃重用理中汤，加桂、附、归、芍、龟板、鳖甲、牛膝之属数剂，病者大安。每大便，辄兼下败血，七日，病退十之七八，饮食日增。

会近亲有招者，予遂返。月余，其兄璧含复延予往，则湿病作矣，盖病者素本好饮故也。予曰：攻伐之后，脾胃受伤，过食且伤，何况于酒？今气血俱未全复，正当培阳养阴。而湿气内停，溢而为肿，阴药又不宜用矣，专用阳药，加导湿之品可也。调理月余，病大愈，乃送予归。其后数载，闻病者总未甚健，时常小恙。大抵皆湿，犹欲求人为治少时之积，然更医频频，无与用伏梁丸者矣。

【校注】

[1] 伏梁丸：伏梁为古病名，指脘腹部痞满肿块一类疾患，多由气血结滞而

成。伏梁丸，用以治伏梁病，为李东垣方，由黄连、厚朴、黄芩、肉桂、茯神、丹参、川乌、干姜、红豆蔻、菖蒲、巴豆霜组成。

［2］虚里：出《素问·平人气象论》。经络学说称之为"胃之大络"。位于左乳下心尖搏动之处。人以胃气为本，宗气亦以胃气为源，故虚里是宗气汇聚之处，为十二经脉气所宗。虚里的动势，直接反映胃气和气血源流的变化。

【评议】 癖积，与癖结相类，见《诸病源候论》。多由水饮停结、痰瘀凝滞、食积内阻、寒热邪气搏结而成。本例病史二十余年，有积块在心下，腹大如瓮。前医治以伏梁丸攻逐，结果旧块未去，变症蜂起。孔氏先议病，后用药，逐症详明病机，阐明因攻逐导致气血逆乱之理，诊为气血两虚，兼少腹瘀血症。从调理脾胃入手，缓缓图之，以理上下之枢机。用药阴阳兼顾，注重调理气机，以补脾调胃为主。处方不拈攻破之品，而收下败血之效，用药仅七日，病退七八，其效彰著。后因饮酒，湿病复作，审因论治，又调理月余其病大愈。久病缓图，用药精当，分析透彻入微，诚为古人医案之不可多得者。

议王永载乃郎病风寒咳嗽误为阴虚

王永载南人也，贾于夏阳[1]，累资数万。兄弟殁，皆无嗣，惟永载有丈夫子二，复夭其一，永载年已八十余矣。才见一孙，未周岁，而子复病嗽，胸满胁痛，发热殊甚，寝食半废，日见羸瘦，遍延诸医，药下而病愈增。乃因予舅氏以求予，时予已诺于曲阜之招，接者及门矣，不得已，先之夏阳。

视其子，形色未甚脱，步履亦未需人。脉弦数而搏，两寸俱结，尺部少和。而曩所用药，则皆滋阴补肾滞腻之品。因谓永载曰：令郎此病，不起于肾，而起于肺。必因肺受风寒，偶尔咳嗽，误用补药，风寒内锢，遂闭郁而为热。今热势已极，血液亏损，而风寒之内锢者，且攻冲扰乱，漫无出路，不急理肺清热，病将愈加，不可为矣。

永载曰：然。正因春间赴乡，逆风行十余里，时天寒风甚，归即咳嗽发热，连日不愈，吾亦意是感冒。医云：发热而兼头身疼痛者为外感；发热而但咳嗽不止者为阴虚。彼时渠并无头身疼痛等症，故从阴虚治。不料日益沉重，以至今日。

予曰：固哉！咳嗽发热之时，风寒只在肺之一脏，太阳诸经并未受病，何得有头痛身痛等症？夫肺之所以独病者，逆风而行，风寒从口鼻而入，故独中于肺也。咳嗽者，风寒在肺，正气阻碍不顺，故冲鼓搏击而上逆也；发热者，营卫之气自肺而布，肺热而营卫之气亦热，又肺主皮毛，本病而现于末，故热自内发也。此其故，与阴分何干？且天下乌有少年男子，平素全无弱象，猝然发热咳嗽，遂成阴虚者？又乌有阴虚之人，逆大风，冒甚寒，徒步十余里，不即喘绝困顿，必俟从容归来，始徐徐发热咳嗽者？又且如彼之言，发热而兼头身疼痛为外感，则天下内伤发热之人，气血不周，头身疼痛者多矣，遂可作外感治乎？发热而但咳嗽不止为阴虚，则天下阴虚发热之人，病未及肺，腰疼腿酸而不咳嗽者，遂不从阴虚论乎？就症论症，不问病因，不参脉色，其误何所不至？虽然，此病不始于阴虚，而绵延至今，阴未尝不虚也。以食少不能生气，金病不能布气，无气以化血，而热复烁之故也。然执此时之阴虚，遂忘前日之病本，则又不可。夫风寒郁于肺中，不惟发热咳嗽，实亦蒸液聚痰。今现之于脉者弦数而搏，两寸俱结，痰与热合，胶葛不解之象也；现之于症者，胸膈胀满，胁下结痛，痰随热积，闭塞不通之征也。由是而妨于寝食，由是而渐至羸瘦，痰多热盛，不察不知。倘盛益增盛，多复加多，何待烁尽真阴，始成危候？正恐堵绝气道，变在目前矣。治不先急，而图其缓，非法也。况痰热方盛之时，阴不受补，补亦无益乎。

于是为立清解方，一剂不知，再剂胸中少宽，寝食亦少可，予乃辞王赴曲阜。

永载泣曰：老夫年逾八十，只余一子，去世兄弟不幸皆无后，三人嗣续，仅此茕茕[2]，倘亡，与之俱亡矣。望少留数日，再为调理，若获生全，不敢忘再造之恩。

予感其言，而势不能久停，乃为一束，留舅处代致王。备道此症尽在胸肺，热盛痰多，只宜清解，不可滋补。为辨利害甚详，又引《金匮》之说：口中辟辟燥咳，即胸中隐隐微痛，是为肺痈。此症已有其端，若不用清而用补，将来非痰结，即痛生；非呼吸不通，即吐脓唾血，祸必速矣。

及予去，而夏阳诸医仍用补剂，未三月，予归自曲阜，此子已因吐血死矣。

永载痛悼，亦旋死。今其家惟一孩存。惨矣！危矣！

【校注】

［1］贾（gǔ）于夏阳：贾，做买卖。夏阳，地名。贾于夏阳，即指在夏阳一带做买卖。

［2］茕茕（qióng）：指孤单无靠。李密《陈情表》："茕茕孑立，形影相吊。"

【评议】 审因论治是辨证论治的重要内容。清·喻嘉言的"议病式"，及近代名医方药中教授的"辨证论治七步法"，皆详加阐明。就症因而论，因为本，症为标，症似树木，因同森林，若不问起病之因，仅就症断病，犹如"只见树木不见森林"，违反"治病必求于本"之经旨。临床上只有通过辨病因、辨病位、辨病态、辨病机、辨证候等各个环节，进行全面的综合分析，才能揭示疾病的症结所在。亦即《内经》"伏其所主，先其所因"之谓。

王永载乃郎风寒咳嗽误为阴虚一案，即不审"逆风行十余里"之起病之因，偏执"发热而兼头身疼痛者为外感，发热而但咳嗽不止者为阴虚"，从阴虚论治，屡进滋阴补肾滞腻之品，致使痰热互结，胶葛不解，出现胸膈胀满，胁下结痛，渐妨于饮食，乃至形体羸瘦。虽经孔先生用清解方治疗，病见好转，然病家、诸医皆喜于补，不听先生精辟的辨析，复用补剂，导致"未三月，吐血而死"的惨局。可见不审因论治、舍本求末之弊端。

议马莲亭之病痨嗽并治验[1]

姻戚马莲亭，年近六十，久病痨嗽，肢体羸瘦。癸丑仲冬，为病增剧，延予诊视。时饮食不下，已数日矣。

诊毕，书案曰：此本痨嗽症，阴阳久已两亏，目下吐脓血而不咳，肺病尽移于胃矣。夫胃，水谷之海，五脏六腑所资以受气，败血浊痰入而踞之，则上焦纳谷之道不顺，饮食何以能下？中焦腐熟之力不充，强食安得不膜？经云：安谷者昌，绝谷者亡。谷入日少，何所资以为奉生之地？以故阴虚阳乘，而发热之症现；阳虚阴乘，而恶寒之症作。阴阳并虚，进退互乘，遂致倏尔恶寒，倏尔发热。且败血浊痰由阳络下注者，得从清道溢出而为吐；由阴络下注者，以传送无力，河车路涩[2]，块结小腹，聚而不出，此所以有若覆盆、若覆碗之形也。今脉左三部微细无力，犹是阴阳两虚之诊。右尺沉而涩，少腹之停积未去也；右关沉滑而搏，浊痰败血尤多也；右寸虽微而沉部带结，上焦余滞未尽也。具此余邪，而当气血两亏[3]之候，补气则生热，补血则生痰，不补而用攻，正气又不能支。不得已斟酌其间，惟用疏气利痰之品，先从肺胃立治。肺气运则余邪可以渐去，胃气转则谷物不患难容。缓缓调之，使正气不伤，真阴无损，庶几邪退正复，犹是回春之机，然非一朝一夕所能奏功矣。

如法治之，以羸甚，卒不能康健。数月，仅能起，亦不复言治矣。岁余，病复作，时予在曲阜，求予不获，遂以病殁。

【校注】

[1] 抄本在议某某人病下，题后附病名，如本案题后就附有"痨嗽"二字。

[2] 河车路涩："河车"二字，本为道家术语，以北方之正气为河车，所以运精气神者，医家多将河车指下焦传化物之工具。如刘河间将利水之剂命名为舟车丸，《千金方》将止痢之剂，名为驻车丸，即是此义。失血之症，阳络伤则血溢口鼻，阴络伤则血出二便。今阴络之血，因伤而下注，但以气虚无力传送，河车路涩不能下出二阴，遂结块小腹，故而形如覆盆、覆碗也。

[3] 气血两亏：民国庚午本，为"气血全亏"。

【评议】 此案强调治痨嗽阴阳两亏之症，其治重在调理脾胃，阐明"得谷者昌，失谷者亡"的经旨。其精辟之处，在于凭脉辨证。以左三部微细无力，诊为阴阳两虚之症；右尺沉而涩，断为少腹之停积未去；右关沉滑而搏，证为浊痰败血尤多；右寸微，沉取带结，说明上焦余滞未尽，因病脉俱现于右部，故先从肺胃立治。此皆凭经验所得，足见孔氏对脉学研究精深。亦足以启迪后学，临证必须四诊合参，不应将脉诊视为故弄玄虚，或弃而不用，或用而不究，仅凭症用药，废精奥之脉学于吾辈，岂不成为千古罪人？

议张谔亭先生病泄泻[1]并治验

张太守谔亭先生，终养在籍。病泄泻，阅二岁，屡招未暇往。甲寅仲春，病甚。予自马莲亭家往视，见几上一纸。书云：前二年病泄，诸药不效，用大黄得愈。去岁又泄，用大黄不愈，用椿皮得痊。今岁又泄，用椿皮亦不效。

予问：此先生书乎？

长公觐光曰：然。

予曰：好时如何？

曰：二年来，大约泄时多，不泄时少。及就诊，脉大而空，浮取甚劲，可六至。

予曰：此症虚寒，非温不可。

先生曰：予过饮得病，本属湿因，顷泻下半桶，血与水参，倾出皆红，非热安得泻血？且脉近六至，是为数脉，非热脉安得数？不如大利小便为正治。适先生已开利小便方，请更详之。

予笑诺。

出，见方置案头，胃苓汤也。

予问先生小便少否？

长公曰：不少。

曰：已利，何必再利？长公具纸请更立方。

予曰：老先生已有成见，若不辨明即立方，安肯用药？即为辨曰：泄泻一症，本属湿热，故多发于夏秋之间。先生此症，因过饮而得，尤属湿热无疑，故诸药不效，用大黄乃愈，以大黄能涤荡湿热故也。然泻经数月，湿热已减，复经大黄推荡，湿热有何不尽？徒以久泄之后，脾胃受伤，克削之余，正气难复，故时泄时止。延至次年，必用椿皮之涩，乃能强固一时，而脾胃之元气甚虚，而复者仍如前也，故不旋时而泄又作，泄作而虚者又虚矣。直至今日，熟腐之力少，转运之力微，幽门阑门之间，汩汩直下，已成坦途，岂复涩剂所能固？椿皮之不复奏功，固其宜也。当此之时，治法何待复商？又欲以小便一支，分大便之正溜，夫泄泻利小便，为暴病者言耳，且为小便不利者言耳。今小便本利，原非举州都之气化，尽归传导一途，岂能挽肠胃之受盛，尽入膀胱而下？而又泻经数载，利小便之药，不能上助胃阳，难免下损肾阴。夫肾，胃之关也，久泻伤阴，肾已损矣。损而又损，关门不更无扃键[2]乎？此利小便一说，所以不可复用矣。先生又自云：脉数。夫先生之脉，乃紧脉，非数脉也。数与紧不以至数分，而以形象辨，故数脉六至，紧脉亦可以六至。数脉或大或小，必近于滑疾；紧脉或长或短，必兼乎弦劲。数与紧之形象，如黑白之不相混；数与紧之主病，如冰炭之不容淆。今以为数则属热，其为泻当有稠粘腥秽、里急后重之症，是为滞下。今以为紧则属寒，其为泻则澄澈清冷、奔注急下之症，是为洞下。今试问先生之泻，滞下乎？洞下乎？而脉之六至者，近于滑疾乎？抑兼见弦劲乎？以此参之，可知先生之脉属紧，不属数矣。先生又云：顷间大泻，血与水俱，非热不应有此。夫阳络伤则血外溢，阴络伤则血内溢。下血原不尽属热征，即因热下血，亦与粪俱，不与水俱，否则单圊[3]脓血。今血与水俱，正寒因也。仲景著《金匮》曰：小肠有寒者必便血。此意人多不解。盖小肠，丙火也，有火以化气，则气不滞；有气以载血，则血归经。今小肠虚寒，不能化气，以致奉养之精，不复收摄入隧，混入糟粕，与水俱下，危矣！揆厥由来，总以脾胃之气陷而不举，其传变乃至此极也，尚作热治可乎？夫病势难以悬断，病机可以理求。大抵先生此症，始由湿热，及用大黄，而热已平，及复泻仍作热治，而虚乃起。虚之久，而寒从内生。泻成熟路，愈泻愈虚，愈虚愈寒，虚寒交迫，以至今日。当急理脾胃之阳，兼补肝肾之阴。然阴药亟投，又必滑而增泻，惟坎中一点真火，实为生土之根，须于建中补脾之外，培补真元，俟泄泻全止，调养既久，然后阴阳平补，徐冀康复。寻常治泻诸法，不可用也。案既立，呈之先生，先生讶曰：尚有如许曲折，予安能知？亟请疏方，并挽久坐。予曰：无暇也，越日再来。及再至，先生服二剂，泻已止矣。相见甚喜。太先生亦出谢，手持前案，反复吟诵。且曰：仓猝挥笔，立成数百言，不惟病机晓畅，亦且文澜翻腾，平日学养，于此可见。予逊谢。先生请善后术，予乃为增减前方，嘱再服数剂。

越半载，又见先生，言前症不作。但苦中气下陷。予曰：中下俱虚，安得不陷？前言阴阳平补，犹未及也。立丸药一方，先生服未尽，会遭大故。予在曲阜二岁，不及晤，遂以他疾卒。明年，长公观光亦殁。噫！三载之间，祖子孙三世相继，盛衰之际，可慨也夫！

【校注】

［1］泄泻：民国庚午本，无泄泻二字，手抄本二字附于标题后。

［2］扃（jiōng）键：扃，门窗箱柜上的插关。键，门闩；锁簧。在此比喻肾之关门。

［3］圊（qīng）：指厕所。

【评议】此泄泻一案，原因于湿热，因久服大黄，而转化为虚寒。孔氏主张用温补，病家因脉数、便血仍执以为湿热，欲用利小便之法。先生详述病机，阐明"利小便即所以实大便"乃指暴病而言，点出若无小便不利，再用利小便之药，并非久泻伤阴者所宜。案中将紧脉与数脉之不同处，做了精辟论述，指出患者乃紧脉非数脉，紧与数不能以至数分，而应以形象辨。"数脉或大或小，必近于滑疾；紧脉或长或短，必兼乎弦劲"，寥寥数语，实乃经验之谈，非临床经验丰富之老手，岂能一语道破。脉案对滞下、洞下、因热下血及因寒下血的辨证，用画龙点睛之笔做了精辟的分析。读后如水银泻地，令人畅晓明快、精神振发，亦属古案之不可多得者。

议族弟肺病失音症并详治法

族叔道千公父子来就诊。族叔体素丰，常苦积湿，予治之以何首乌，已数年矣。子年二十余，与予为十世兄弟，体亦丰胖，音哑无声，时患喉中痛闭，寐过熟，则齁齁而醒。

族叔指谓予曰：是病此三年矣。日服甘桔，总不效。昨医又加诃子，亦无功。吾意必有积痰，非攻去不可。汝细诊之，并立一案，以详证治。

予唯唯。既诊脉，乃书案曰：右关滑大，脾家湿痰过盛，此系肥人本病；左关鼓击上冲及寸，肝木之气挟心火而上升，肺欲不病，岂可得乎？经曰：饮食入胃，游溢精气，上输于脾，脾气散精，上归于肺。今脾已湿矣，既以精华上输肺府，复以浊痰填其窍隧，而木火通明，又从而蒸之，填而又填，蒸而又蒸，致使清肃之府，遂为痰锢。如屋之有游，如树之有萝，如石之有苔，虽欲发声出音，而涂蔽已深。铃中塞绵，钲[1]中实土，音从何出？肺之受病，与喉之痛闭，职此之由。是则欲治此病，非清肺祛痰不可。然肺不容不清，而肺中之痰不可不祛也。何也？肺为傅相，治节出焉，周身之气皆司于肺。护外之卫气，胸中之宗气，三焦之元气，皆肺运之。肺病而音不出，乃至喉闭鼾齁，其不能健运可知。当此之时，又以峻药攻其痰，而痰之藏于肺中[2]者，经火热之熏灼，已内湿而外燥，内宽而外窄，如莲实之嵌于蓬内，蜂子之藏于房中，痰药一至，倏然退避，徒令将军从天而下，搜捕无从，则所伤者，正肺中之真气耳，是虚而益其虚也。痰可攻乎？然痰又不容不攻也。攻之何由？曰：痰之来路，即痰之去路。城狐社鼠，急切不可剪除。而所以源源不穷者，脾之[3]饷道也。今但以健脾渗湿为主，而又以其间养肝之阴，清心之热，使心肝之火不上升，肺中之痰日渐活，而脾气运动，无复湿气上行，则肺中之痰，将以渐而转入于胃，可降而下，可吐而出，以人卧则气归于胃，痰将随之而入故也。夫至痰转于胃，则向之所以生病者，今即借之以祛病，病去而音自清，气自顺，痛闭诸症，自不复作。较之攻药之伤气，其相去何如哉？医不察此，而徒以甘、桔等治其喉，毫厘千里，误矣！误矣！

案出，复附以方，族叔阅一过，无言，持之径去。其后数月，不闻耗顾，亦未知其以为不然也；抑服之猝不见效，遂弃而不用也。大抵今时治病，止论现在之症，隔二隔三之说，医家既不讲，病人安从识。如此症，病在肺，而治在脾，宜乎不信。然予立此案，实渊源于喻嘉言先生。病情治法，具有至理，非创为臆度也。

【校注】

[1] 钲（zhēng）：古代乐器。形似钟而狭长，有长柄可执，口向上以物击之而鸣。

　　[2]肺中：民国庚午本及手抄本皆为"肺甲"，因费解故改之。

　　[3]之：民国庚午本为"其"字，按手抄本改之。

　　【评议】肥人多痰湿。治病须先观形体，人之体质不同，其病也异。本例患者，素禀体丰，病音哑无声、咽喉痛闭之症，屡进甘桔之类不效。孔氏诊为脾家痰湿过盛，肝木之气挟心火上升而病肺。遵经旨详阐脾、肺、心、肝之关系，仿喻昌《寓意草》浦君艺案，紧扣病情，用巧妙的比喻，说明肺、音、痰、气之病机。其形容惟妙惟肖，如有物可见；其论理俱轩岐精义，能发人深省。见肺病而不治肺，以健脾渗湿为主，佐以养肝之阴、清心之热，用隔二隔三之治，立法平正神奇，具有至理。

叙县尊张明府及史国华、柴新周同病异治生死各判之由

　　丙辰春，邑尊张明府病，闻予在党应远家，延往诊视。入见邑尊，便服坐床上，面赤有汗，喘息微促。

　　问所苦？

　　曰：小患伤风，度一[1]发散，即可愈，无大害也。及诊脉，沉细短数，可八九至，无根无力，且无神。

　　予惊曰：此非伤风症，万万不可发散。

　　公曰：何病？

　　予曰：春温症也。阴气将竭，阳无所恋，浮越于上，即《伤寒论》中所谓戴阳症也。非急顾其阴气不可。

　　公曰：吾熟读《伤寒论》，家居时常以此道活人，特不能自医耳。然每病辄不受补，君为我开竹叶石膏汤[2]。予曰：不可。此病必主地黄。公曰：地黄素所不受也。君能识吾病，乌能知吾性？予曰：然。然石膏必不可用。白芍、阿胶何如？将尽之阴，无以续之，则绝矣。公诺。

　　予即对面书方，既见芍药太重，又议减。予曰：顷闻父台[3]小便全无，一日夜才得涓滴。色红如血，沥下甚痛，此为阴不足乎？阳不足乎？曰：阴不足。

然则养阴之药何为去之？公首肯[4]。予乃辞去。

公亲戚问曰：何如？

予曰：甚重。以脉言之，凶多吉少。次早，复延予往，则大喘且呕，脉大坏矣。然坐谈烺烺[5]如前。

问予曰：脉何如？予曰：脉已坏，细小无伦[6]，即至数已不辨，为十至、十一至、十二至矣。

公惊曰：坏矣。奈何？当用何药？

予曰：药亦无益。不得已，可用贞元饮[7]。

公曰：吾性不宜地黄。

然则旋覆代赭人参汤[8]，喻嘉言常用以治此等症，有回天之力。

公曰：吾性不宜人参。

予默然。时有他医在坐。复进诊曰：太爷之脉，特以喘呕不宁静耳？何尝有此至数。

公曰：然。吾病不应至是。

予拂衣出。谓其人曰：奈何而言若是？

曰：太爷面前，不得不然。其实据脉当飞走去矣。

予谓众官亲曰：诸公请听此言是何意思？

有李姓者，邑尊妹夫也，曰：舍亲自来是坏脉，甚不足凭，先生但书方，吾保其无妨。

予曰：凭脉断症，吾知其常，不知其变，请他人为之。

前医曰：见症治症，平稳小剂，吾所能也，然方自我出，笔须操之先生，太爷方信。

予诺。书方持入。藿香、半夏、陈皮、杏仁等两许也。邑尊深以为好。予出，谓相识曰：县尊之病，难以为矣。欲归，请者又至。再入见。

邑尊曰：顷服药，呕吐全止，病大愈矣。再求一方，能喘止，吾明日就可出堂理事。

比诊脉，则更坏矣。敦辞不能治。众官亲挽就客位，曰：贵县公自来性执，先生勿听渠言，但率己意立方，用与不用，听之可也。

予曰：难为矣。乃书案曰：此本春温症，来势亦不甚重，何以至此？当由词讼纷纭，差务繁杂，日夜劳心，损精耗神，正气先已内亏，故一病遂至不支。今六脉沉细短数，若有若无，几不可辨，正虚极矣。邪复内凑，何以回春？而觇之外症，又属阴阳两亡之征。何也？喘息气促，肺不降气，肾不纳气也；呕哕不止，脾阳已败，胃阳上越也。而邪热煎灼，小便点滴全无，肾阴大败可知。惟阴气已绝于下，故孤阳遂越于上。首面浮赤，汗出津津，阳气之败亡者，业已不少。少顷，一身大汗，不可言矣。凡温病必先顾阴，此时此病，无可应顾[9]，当急挽其未绝之阳。宜用人参三五分，地黄一两许，各煎浓汁，引以旋覆、代赭，镇坠参力，从血分下降，直入肾经根本之地，以回阳气。若元阳不绝，真阴犹可复生，或者邀天之幸，少冀万一。外此则非所敢知矣。谨留此以质高明。时已赴滋阳，请徐半半将到故也。

官亲见案曰：人参、地黄，彼所不用，先生能保必效[10]，吾侪当设法务令服之尽剂。

予曰：此犹无路中之一路耳。病势至此，如何言保？遂辞去。谓车夫曰：速驾，少迟则又请，不能走矣。相识骇问，予曰：县尊之病，万不能支至明晨，时日将落矣。遂归。其夜，徐半半至，县尊汗已大出，半半进诊，脉不可见，欲观其舌，口开而气遂绝。

史国华，年五十余。久病虚痨，时常吐血。丙辰春，连药不效，病势弥留。二子为治木，已绝望矣。闻予在党应远家，介于党以求诊。予随之往。入室，见其色晦甚，问病几日？

喘息曰：近一月矣。虚弱之躯，复经此番烦热躁扰，殆不可遏[11]，今病势已极，予亦不复望好，但求指示此为何病，死亦甘心。言讫复喘。

予乃进诊。见脉沉细短数，谓党君曰：此病与前日县尊之病正同。同一阴虚之极，故邪气易得入里。目下太少两阴俱病，正气不支，殆矣。

党君问：尚有路否？

曰：介在生死之间。病人闻之，立恳疏方。

予曰：方自我出，药须君饮，分量不可减也。

曰：诺。及见方，骇曰：生地二两，白芍两半，阿胶、知母、麦冬皆两许，从未经见。且予虚痨半生，连、芩自不入口，今用黄芩一两，黄连三钱，何可当也？

予曰：君虚痨之体，不任攻下，病已入里，又难从汗解。若使邪热留恋[12]脏腑，久而不去，势必烁尽血液，肠胃之间成一枯燥干涩之境，大病永无出路矣。及今小便尚有些许[13]，阴气未绝于下，速以大队阴药，续其生机。又以苦寒之品，折内攻之热，热减，即不伤阴；阴生，便可敌热，渐渐邪正相当，渐渐正可胜邪，将使大病从二便而去。而如沸如羹之气血，仍是君家奉身之宝，乃畏此而不用乎？病者久病知医，闻之色喜。

予归。令二子市药，每味只取其半。饮下，心稍宁，急令再取一半，煎甫成，妻误触其铫[14]，铫覆，药尽倾。大怒，躁热复作，复令取一半来，二子密商，药必对症，遂全剂取之，诡言一半。饮之，喘躁俱止。

次日，再请往视，脉已和矣，婉言求去芩、连。

予曰：热已大减，芩、连尽可不用，地黄不可少也。仍以大队阴药投之。服二剂，小便大利，大便下如胶饴之物，约二三升，病遂愈。

其后十余日，柴丈新周病，专舆求予，数日予始至。见脉症恰类史。急用阴药，竟不能起。盖柴丈恃其壮健，连用大黄推泻过多故也。

噫！前后一月之间，温病亦多，而脉症俱同者三人。县尊自谓知医，良言不用，动辄掣肘，无可为已。若史与柴，皆任人者也。柴之信予较史尤专，然予与史无半面识，而能起之于垂死之余。与柴为忘形交，而不及图之于未危之始。恨矣！亦重愧矣！

【校注】

[1] 度一：抄本为"一度"。当从庚午本。"度"，在此应作推测、估计解。

[2] 竹叶石膏汤：出《伤寒论》。由淡竹叶、生石膏、半夏、麦冬、人参、甘草、粳米组成。治热病之后，余热未清，气阴两伤，咽干唇燥，烦热口渴，身倦无力等症。

[3] 父台：旧时对县官的谀称。

[4] 首肯：点头表示同意。

[5]烺烺（lǎng）：火明貌。在此如柳宗元《答韦中立论师道书》："及长，乃知文者以明道，是固不苟为炳炳烺烺、务采色、夸声音而以为能也。"

　　[6]无伦：庚午本及抄本，皆误为"无论"，当改之。

　　[7]贞元饮：见《景岳全书·新方八阵·补阵》。由熟地黄、当归、炙甘草组成。用于阴虚喘促症。

　　[8]旋覆代赭人参汤：出《伤寒论》，即旋覆代赭汤。由旋覆花、生姜、代赭石、半夏、人参、甘草、大枣组成。主治胃气虚弱，痰浊内阻，胃脘痞闷，嗳气，呃逆以及气逆不降，时吐涎沫，或时时呕恶等症。

　　[9]无可应顾：民国庚午本为"无不可顾"，抄本为"无不应顾"，似改"无可应顾"为顺。

　　[10]必效：民国庚午本为"必得"，当以抄本为是。

　　[11]遏：民国庚午本为"过"字，当从抄本。

　　[12]恋：庚午本及手抄本皆为"连"字，当改之。

　　[13]许：民国庚午本为"须"字，当从抄本。

　　[14]铫（diào）：俗称"吊子"。是一种有柄有流的小烹器。苏轼《试院煎茶》诗："且学公家作茗饮，砖炉石铫行相随。"

　　【评议】三例同是春温病，危脉危症俱见。县尊张明府，讳疾忌医，并自以为知医，畏地黄如虎，执意不肯用滋阴恋阳之药，掣肘再三，终变为坏病，以至不可救药。案二史国华，虽病势已极，介生死之间，但肯与医生合作，接受治疗，用大剂滋阴清热药，仅服两剂半，大便下胶饴之物，遂转危为安而治愈。案三柴新周，脉症类史，因连用大黄推泻过多，亦因自以为身体健壮，错失良机，虽然与孔为忘形之交，也难得挽救。此所谓同病异治，乃异在病人对医生的信与不信。古云"信者始为医"并非无益之语。亦可见旧时达官贵人与藜藿百姓延医治病之不同。此属《史记》所载"病有六不治"之"骄恣不论于理，一不治也"。

　　春温一症，由冬令收藏未固，冬寒内伏，郁久化热，入春阳气开泄，或因新感而发。即《内经》"冬不藏精，春必病温"之谓。治疗始终以救阴液为主。孔氏议县尊张明府案，从脉沉细短数，无根、无力、无神，而断为类《伤寒论》之戴阳症；从小便点滴全无，而证明阴气已绝于下；从无尿、腹满、呕哕，判为坏病等，俱是真知灼见，尽为病机转折之处，其议论甚精，确能发蒙启聩，请读者阅时宜涩勿滑。

议王某病并详治法

王姓某，儒家子也。诣予求诊，再返而后遇。视其形色，殊无病状。

问何病？

曰：头痛。自额及巅，迄脑后，尽在皮里骨外血脉之中。每疼则条条鼓起，坐卧行立，无适而可。至其疼中之情状，口亦不能述也，惟极力揉按，或连击以掌，使鼓处渐散，少觉可耐。

予曰：常如此乎？此外尚有他症否？

曰：不能常疼，时发时止，此外却无他症。

诊其脉，浮而弦，沉取亦不见病。予笑曰：小症也。谁治不可，乃远路往返？

骇曰：先生何言之易？某之困于此症久矣，始病治疗年余，形神俱惫。其后大补，乃得愈。再病亦逾年，屡泻屡补乃渐瘥。今复病，距初病十余年矣，再瘥再犯，病根总不能拔。曩服诸方俱在，近又经阅三先生。一补肝，一泻火，一兼泻火开痰。以族叔某公谆谆指示，非先生不辨此症，故来就质。其实已服多药矣，先生何言之易？

予曰：信然乎？

王乃出方，果如所言。

予曰：异哉？此故[1]真不可解，何居乎舍浅而就深也？夫天下之可以用补，可以用泻者，其症之不止现于一头，其头必不止现为一疼。以头疼而用补泻，则其他之可补可泻者，自必纷纭错呈，周身俱现，宁仅额巅脑后，区区数寸之地云乎哉？异哉！参、术、归、地、大黄诸药，为一皮里骨外之头疼而用，则未知其所谓补泻者，止及于头之外壳乎？抑先及于脏腑之气血乎？止及于头之外壳，而不复更及于脏腑乎？抑先及于脏腑，而未必遽及于头之外壳乎？此其故真不可解。虽然，曩年之事，亦难悬揣[2]。君既以补得愈，则尔时或为久药所伤，或有他症并见，均未可知。止今现在之症，则明明一头疼也。而其疼又散在额巅脑后，额巅脑后之疼，又尽在皮里骨外，何彼三先生者，不求其浅，而求其深，而汲汲于补肝、泻肺火、开痰之为也。夫为头疼而补肝，是血虚头疼之治也。血虚头疼，脉必虚大，其症必兼眩晕，动则甚，而静则轻。今之为疼，喜揉喜击。若使血虚，脑髓先已不充，其堪当此震撼乎？此殆误于以补得愈之说，而未思此症之属何因也。为头疼而泻火，与为头疼而开痰，是热厥头疼、痰厥头疼之治也。热厥头疼，脉必洪数，其症必兼烦渴，或并见面赤、口苦、喉痛、便少等症。痰厥头疼，其症必兼呕吐，或并见胸满、膈胀、胁痛、气逆等症。今之疼，又无此也，何所见而为火？火既炎于头上，胡为乎又郁于皮里？何所见而为痰？痰既溢于经隧，岂能高居乎顶巅？此又证于用补之无功，而转用泻法以变其局也。危哉！此一小症，何舛乱至此？以予平心而论，诸方中惟曩年一二方颇为得解，而又不尽中窍。其一用清散之剂，知散风而不知散寒，不过数味清凉，已锢外邪出表之路。其一用温散之剂，知治头而不知分经，但欲仰射高巅之鸟[3]偏漏鸟巢[4]专据之枝。此二法不中，而后来治者遂舍途问径，不复从风寒起见矣。此君之病本所卒不能拔也。吾为君酌治法，并立一脉案，以质之众高明。不过见症治症，未免见笑大方。然分经用药，期于数剂收功。倘不愈，再来易方，未为晚也。

遂立案曰：六脉浮弦，此太阳风寒症也。经曰：足太阳之经，起目内眦，上额，交巅。其支者，从巅下耳上角；其直者，从巅络脑，旋出下项，循肩膊，故风池、风府两穴[5]，俱在脑后发际。此处风寒易入，而太阳为诸阳之表，总领营卫。凡外邪之袭人，又必先中于太阳经，故此一经也，中风必先责之，伤寒亦首详之。今之疼，太阳经病也。项背、腰脊、脊尻、腘腨皆太阳经所行，胡为乎不病，病只中于头也？中于头，胡以不周于身？风性阳而亲上，而寒复锢之，故聚于高而不复下行也。何以知其为风？以脉浮而病有作止，风之象也。何以知其为寒？以脉弦而病发则疼，寒之征也。然则此病也，只从太阳一经驱出风寒，便可痊愈。虽久病似痼，仍一直捷无碍之小症，多费周折无庸也。遂以桂枝、防风、羌活、藁本为主治，并[6]用附子以开结，加黄芪以托里，而少用川芎、红花引入支络，务使搜尽余邪，不留锱铢[7]，未知其果效否也。然期三日不效来易方，今已数十日矣。

【校注】

[1] 此故：庚午本为"故此"，从抄本。

[2] 悬揣：庚午本为"悬断"，从抄本。

[3] 高巅之鸟：庚午本无"之鸟"二字，从抄本。

[4] 鸟巢：庚午本为"乌巢"，从抄本。

[5] 两穴：庚午本及抄本皆同，两穴，指风池、风府两穴。

[6] 并：庚午本为"重"字，从抄本。

[7] 锱铢（zī zhū）：锱、铢都是古代很小的重量单位。《孙子算经》卷上："称之所起，起于黍。十黍为一累，十累为一铢，二十四铢为一两。"六铢为一锱，故一锱为四分之一两。在此为"驱邪务尽"之意。

【评议】一风寒头痛，竟治疗十余年。屡用补泻，并未杜绝再犯。先生观其形色，问其病苦，诊其脉象，却视为小症。从问疼时之情状，或揉按，或掌击，时作时止，脉浮弦等表现，抨击诸医补肝、泻火、开痰之误治。因浅病深治，故不能根治。案中结合议患者之病情，区分了血虚头痛、热厥头痛、痰厥头痛的病机与辨证，抓住辨证之要点，寥寥数语，使人读后一目了然，均为经验之谈，全无造作之笔。孔氏还强调治头疼应分经用药，处方不离经络，理法方药，丝丝入扣，是理论与实践结合的范例。

议龙尚宾病并详治法

龙尚宾，久病不瘥，历数年矣。乙卯秋，诣予求治。手持一纸，细载病症及缘起甚详。阅之，为头眩，为心跳，为烦，为悸，为不寐，为胸腹痞满，为胁下膜胀，为逆气串疼，为喉中生疮，为小便短涩，为往来寒热。又有云，时而一线凉起，自胁下上达胸喉，顷之，口舌俱凉，面上脉络亦因凉而紧缩；时而一片热起，自脐下上达胸膈，顷之，面目俱热，身上脉络亦因热而麻动。又或有时凉气外达于脊背，热气下达于足股。此外如畏恶风寒，是其常有。滑精便溏，亦其间见者。通计一人之身，变症丛出。而其因或风，或寒，或饮冷，或热灼，或劳苦气怒，亦缕缕备载不一类。

诊其脉，弦细结数，不匀不净。予曰：此病从未经见。寒为真寒，热为真热，实为真实，虚为真虚。治彼则碍此，而又胶结错杂，无游刃处，何由得窍却而导之。辞不能治。

龙谆恳，语甚恺恻[1]。

予曰：曩服何药？

曰：清解、疏利、补阴、养阳，备尝之矣，总不得效。

予为再三踌躇，乃议曰：据症虚实寒热俱有，究之虚寒多而实热少，法当偏用温补，然他症不足虑，喉疮已数年矣。若更发动，其变何可复言？夫少阳者，阴阳之关键，内外之枢纽也。今姑从少阳立治，和解阴阳，宣通内外，主以辛温，而以清凉为监制，其可乎？然亦自惭模棱矣。疏方与之，数日复来就诊，往返数次。

予赴曲阜，龙乃就医于他处，次年复来求治，又随予至曲阜，假馆药室者数月，病亦渐渐减[2]矣。其夏予归滕，又随予归，予乃疏攻水方，去其水积，至七月，计方近二十易，为时阅十月矣[3]。时龙僦居近于予，往来甚频。一日就诊，予谓龙曰：吾今识君症矣，其痹病乎？风寒湿三气俱有，而又分舍于经络脏腑之间，故其症错杂而难辨。幸前药不甚刺谬，不然，且殆。夫痹虽外邪，而其寒热虚实，亦随人之形气为变现者也。今试以经之痹论，证君之病情。烦悸痞满，膜胀串疼，大便溏泄，小便短涩，脏腑之痹也。邪盛于内，而里气虚，于是头眩、心跳、不寐之症起矣。时而凉起，时而热起，游行于胸腹头面，衍溢于脊背足股，经络之痹也。邪盛于外，而表气虚，于是往来寒热，畏恶风寒之症起矣。惟喉疮系热药所为，滑精亦虚热所致。二症不在痹数，幸已就痊。然病之传变何所不至，提纲挈领，论症之要。若必刻鹄求似[4]，无从索解人矣。予为君从痹症论治，当保必效。且君自项以下，皮肤干燥而强涩，从无点汗，亦此症也，痹病及于皮矣，不从汗解，病何由尽？乃用小续命汤[5]，主以麻、桂，托以参、芪，和以归、芍，领以附子，监以石膏，一剂汗及胸，三剂汗至脐，七剂汗遍小腹，下达阴股，诸症霍然矣。复为定丸方滋养，由是遂健。

噫！治病而不识其名，从何处着手？犹幸龙坚于相信，故终可收功。然使早从汗散，病愈多时矣。暗室孤灯，久而复明[6]，则从前之模棱处治，谁之咎也？故存此以志予过。并望高明之士，慎[7]勿以暗处摸索，转咎沉疴之不起也。

【校注】

[1] 恺恻（kǎi cè）：诚恳哀求且有悲痛之意。

[2] 减：庚午本为"灭"字，从抄本。

[3] 为时阅十月矣：庚午本为"为日十阅月矣"，抄本为"为时阅月矣"，今改之。

[4] 刻鹄求似：鹄（hú），即天鹅。"刻鹄类鹜"出自《后汉书·马援传》。后以此比喻模拟相类的人或事物，虽不能逼真，还可得其近似，以戒好高鹜远。这里用"刻鹄求似"，亦即此意。

[5] 小续命汤：出自《千金要方》。由麻黄、防己、杏仁、人参、黄芩、桂心、甘草、白芍、川芎、附子、防风、生姜等组成。《外台秘要》引崔氏方无防己；《千金要方》引《古今录验方》无杏仁，有白术。主治中风，症见口眼㖞斜，筋脉拘急，半身不遂，舌强不能语，或神情闷乱等症。

[6] 久而复明：庚午本为"久而后燃"，从抄本。

[7] 慎：庚午本为"甚"字，从抄本。

【评议】 治病脉证典型者易辨，寒热错杂者难辨。本案病情阴阳舛错，表里俱病，寒热错杂，虚实并见，孰主孰次，难以分辨，可谓胶结错杂，难分难解。即如此经验老手，亦踌躇再三，模棱两可。此类病例，临床并非少见。唯细心观察，反复揣度，方可提纲挈领，抓住要害。本案阅十月，易方近二十次，才能理出端绪，诊为风、寒、湿三气俱有的痹病，后以汗解而得瘥。其关键处在于患者与医者"往来甚频"，且又"假馆药室者数月"，医患相互配合，亲密无间，始得使医者洞察纤毫，辨明病之主次。孔氏能留患者住药室数月，并存此案以志其过，可见其高尚医德，诚为后世业医者之楷模。

议表侄孙吕某病并治验

表兄吕焕彩之孙，素有结气，在胸膈胃脘间，常苦中气不舒，时而甚则妨于食。一夕，自外入，忽扶墙痴立，呼之不应。逼[1]视之，口不能张，目不能开，肢体强直，几无生气矣，举室慌乱，针疗杂施，夜半，始微醒。次日，发热烦躁[2]，心闷甚，莫能状其所苦。延医至，辞不疏方，改延他医。一云外感，立方发散；一云中痰，立方开导；一云中虚，立方补气。表兄莫知所从，飞舆延予。

比至，已病数日矣。予细询其症，入诊其脉，出问表兄曰：医言云何？表兄俱以告，并陈前方。曰：究系谁是？药当谁主？予曰：以予观之，三方皆是，然皆未备也。其方似皆不可用。

盖此病本系夹杂，仓卒难辨。然病至疑难之时，莫如将脉症备悉书出，分合看去，处处寻出着落，则表里虚实，各有定分；标本轻重，不致混淆，而病情可得矣。此三公者皆知名老手[3]，必自恃经多见广，熟路轻车，不复细加参详，此所以各执其一而不能兼也。乃为案曰：据症，发热无汗，烦躁不宁，面赤头晕，胸膈满闷，若麻若木，心如物裹，时觉迷罔，大便干燥，舌苔白厚。据脉，右三部浮大迟劲，沉取无力，时现间止；左三部浮大迟缓，中取带涩，亦有止时。此明系表里同病，缘旧日本有闭结，卒然风寒外中，新旧合邪，真气内闭，故昏晕不知人。直至今日，而犹有如此脉症也。

夫风性属阳，主疏泄；寒性属阴，主固密。惟风寒并中，腠理外闭，故发热虽甚而无汗。烦躁不宁、面赤头晕者，风欲外出，而寒邪闭之，攻冲扰乱而致此也。胸膈满闷，气结之旧症[4]也。气聚则痰停，外邪鼓之，痰气俱动，故若麻若木，以致心如物裹，甚则神昏而迷罔矣。风邪耗液，阳不化阴，故下而大便为之干燥，上而舌苔为之白厚也。

以此推之，表里显然，此症何尝惑人？即以参之于脉，浮大迟劲，浮大迟缓，风寒外中之表脉；也无力而涩，时带间止，痰气内结之里脉也，与表里诸症，丝丝符合。故此一症也，必不可以疏表而遗里，亦不可以顾内而忘外。

今此三说者，一云外感，夫发热、烦躁、面赤、头晕等症，非外感何以有此？主以发散是矣。然里气方结，里不和表何以解？吾见方中全无开痰破郁之品，而主以风药之辛窜，恐导气而上为膹为喘，表邪未退里邪因而愈重矣。此发散一说之不可用也。

一云中痰，夫麻木、迷罔、心如物裹等症，非痰涎结聚何以有此？主以开导，良亦不谬。然表邪方壮，正借此久闭之痰气，杜其内入之路，今不解表而但攻痰，是开门揖盗，引贼入室也。且攻痰之药，必伤正气，正虚邪盛，何以能支？此开导一说之不可用也。

至于虚中一说，理则诚是，而骤云补气，未免高明太过。夫参、芪虽良，扶正而兼助邪者也。此症风寒外闭，痰气内塞，分毫未解，遽投补剂，气得补而愈滞，痰得补而愈结，风得补而猖狂不宁，寒得补而转化为热，将来变症何可胜言哉？此补气之说万万尤不可也。

然则如之何而可？

曰：用人之长，而弃其短，兼收之而无使偏废，斯可矣。仍用发散一说，以散寒祛风；兼用开导一说，以理气豁痰。惟补气一说不可用。而脉来太迟，沉部无力，和阴助阳之品，亦不可少。盖彼三公者各持一见，而不相下，吾调停于三者之间，酌轻重而兼用之，不必另出手眼，而此症可保无虞矣。乃疏方，桂枝、羌活以解表；枳、橘、半夏、南星、郁金以疏里；和以芎、归；驭以姜、附，数剂而愈。

后六日，予复过表兄家，病者出迎于门。予谓之曰：汝新病全愈，旧症未除，吾为汝立一丸方，一剂可瘳，慎勿用补泻药也。汝本不弱，特为结气所累，补则增病，泻则损人，惟从东垣枳术立法，可以无弊。乃用香砂、枳术、二陈之属，疏方与之，盖其旧病亦减于前时，甚易为已。

【校注】

[1] 逼：原作"偪"，为逼的异体字，径改之。下同。在此作"迫近"解。如陈子昂《度峡口山》诗："远望多从客，逼之无异色。"

[2] 躁：庚午本及抄本，皆为"燥"字，当改之。

［3］知名老手：庚午本为"老手知名"，从抄本。

［4］旧症：庚午本为"旧正"。从抄本。

【评议】表里同病，治须兼而顾之。不可见表而忽里，重里而忘表，应从整体论治。此案妙在将症脉一一书出，"分合看去，处处寻出着落"，详述表里诸症及脉象，证脉合参，丝丝入扣，为病案书写、辨证论治之典范。

叙赵允诚水症治验并详病机

赵允诚，患肿胀，延予求治。予知其病之所起，盖始误于辛热，继解以寒凉，冰凝太过，小便不利，日用车前近三月矣。而小便日以闭，水无出路，激而四溢。于是头面、肢体无处不肿。比予至，而肿已造极中之极，胀亦特甚，不能卧矣。

诊其脉，腕肉壅阻，恍惚难辨。亟与大剂五苓散[1]，不效。次日，与越婢汤[2]，亦不效。胀不可支。不得已，与附子理中汤[3]，遂竟夕眠。次日又胀，欲用前药，予曰：不可屡用也。改用茯苓导水汤[4]，又不效。于是杨君静存至，入诊毕，曰：越婢汤症也。胡不用？

予曰：前已用矣，毫不见效，惟附子理中为可，然又恐有碍。

静存曰：何故？

曰：允诚素有咽喉病，发则疼痛、肿满，滴水不下，必针烙兼施，然后乃愈。今渠内外俱肿，咽路无几，若更发作，何以施治？以姜、附之辛热僭上，可屡用乎？静存踌躇，会予以事归，静存奋曰：咽喉发病，犹后日之事，至时再图。目下膜胀已极，若不急治，死生判矣。乃重用理中汤一剂，胀止，再剂，小便亦利。静存曰：可矣，更用三剂，胀必不复，小便亦必大利，此时水有出路，肿亦易为矣。遂归。

予每忆此事，叹静存之识，十倍于予。使如予之疑畏，允诚决无生理矣。及允诚遵方用药才进三剂，喉中大痛，夜往延予，予不可出，急命从弟向藜往视，投以凉药，应时痛止。越二日，予复往，则惟余肿病矣。乃与向藜议曰：此症水因寒闭，人人所知。今寒邪已解，水可徐下。然寒中尚有热邪伏藏，热之所过，血为之凝，腹中必有死血，以未病之前曾伤辛热故也。此后。自以治水为主，而佐使之品，难拘一格，或凉或热，相机而施可也。会静存又至，议亦同。遂重用逐湿导水之剂，热盛则佐以凉，寒胜则佐以热。十余剂后，水大开，大便频下。痰涎间带黑物，犹不甚多。小便日十余盆。吐水床前，沈似[5]煤炭，约可数寸厚，日易数次。肌理亦外溢水，津津分溜而下，肾囊尤甚。而日食干饭饼饵，不茶不羹。计汤液之入，不过日一二杯耳。如是四十余日，水之出者渐减，肿亦渐消矣。又后二十余日，水乃尽，病遂大愈。惟肾囊为水所渍，皮皆溃烂，沈以药末，亦寻愈。

或曰，允诚身体肥大，贮水应多，然计其所出，十石之器不能容，二十石之器亦未必能容。彼从何处收藏，其亦有说乎？

予曰：人身之气血，生生不息者也。而不能不随所偏盛而化，痰盛则化痰，火盛则化火，湿盛则化湿。今允诚之病，积七八十日应下之小便，而肿胀乃成，则湿盛极矣。湿盛则周身之气血尽从湿化，气血日日有所生，湿自时时有所续，故当其水之始开也。积者方去，生者已来，去者虽多，来者不少。骤望水出肿减，何以能得？迨其后水道大顺，内外并出，生者不敌去者之多，而肿始减矣。然不能不犹有所生也。直[6]至水邪尽去，湿气无余，而未尽化之气血，乃不复酿湿化水，反为正用矣。此水之所以无穷也。

盖就其始而论，内水之生，由于外水之积，则所生未必如所积之多；就其后而论，外水之由于口入，不似内水之自有化源，则所生不知几倍于前积矣，夫岂可以升量斗酌，较出入而为数者哉？予以躯壳衡之泥矣。

曰：气血化水，洵[7]有至理。然此未尽化之气血，何不并从而化，而独返为正用乎？

曰：以势论之，有及有不及，此其大概，而细微难言之处，亦犹有辨。

夫气与血，非同时并化者也。饮食之入胃也，散精于脾，脾复上输乃入于肺，此时止有气之名，并无血之说。以肺固司气者也，肺布此气于周身，其慓悍[8]者为卫气，其冲和者为营气，运行一周，复朝于肺，由肺复分为两途。最精者若凝若结，独入心包之内则为血，经所谓中焦取汁，变化而为赤，以奉生养身者是也。不精者，亦蒸亦变，散入脏腑之中则为津液，经所谓洒陈于六腑，调和于五脏是也。兹因湿邪充满，内外皆水，周身之气，固已酝湿酿邪，而由气而化之津液，亦被水气冲越，汜[9]流旁溢以助湿，是为气从水化。而究之脏腑之内，正经大络之中，气血未尝不在，所以未尽化也。然则其所化者，肌肉腠理之气血，及新生之气，本应化血化液者耳。及水气驱尽，新生之气不为湿引，应生之血不为湿渍，而又有健脾和胃之药力，为之鼓舞宣畅其间，有不返本归源，反为正用者乎？是脏腑之元机，生化之至理，古人盖尝言之，非予敢为臆说也。

曰：微乎！微乎！晰理如此，无怪起此重症也。曰：理本如是，尽人所知，若此症之得愈，则杨君静存之功也，予不敢攘为己有。

【校注】

[1] 五苓散：出自《伤寒论》。由猪苓、泽泻、白术、茯苓、桂枝组成。主治内停水湿，外有表证，头痛发热，小便不利，烦渴欲饮，水入即吐，及水湿内停所致的水肿、泄泻等症。

[2] 越婢汤：出自《金匮要略》。由麻黄、石膏、甘草、生姜、大枣组成。功能疏散水湿、宣肺清热。主治风水恶风，一身悉肿，面目肿胀，微热汗出，脉浮等症。

[3] 附子理中汤：《太平惠民和剂局方》方。由炮附子、人参、白术、炮姜、炙甘草组成。主治脾胃虚寒而致的吐泻，腹痛，面色㿠白，手足不温及霍乱转筋等症。

[4] 茯苓导水汤：《证治准绳》方。由赤茯苓、白术、麦冬、泽泻、紫苏、桑白皮、木瓜、砂仁、槟榔、木香、陈皮、大腹皮、灯心草组成。《医宗金鉴》少麦冬、槟榔、灯心草；茯苓易赤茯苓；苏梗易紫苏；加猪苓、生姜。主治内停水湿，外感风邪，小便不利，遍身浮肿，喘满倚息，不能转侧，及妊娠水肿等症。

[5] 沈似：沈，在此意同"沉"。庚午本及抄本皆为"沈以"，今改之。

[6] 直：庚午本为"真"字，从抄本。

[7] 洵（xún）：为诚然、实在之意。

[8] 慓悍（piāo hàn）：作"轻捷勇猛"解。

[9] 汜（sì）：指由主流分出而复汇合的河水。

【评议】 通过赵允诚肿胀一案，详细分析了水湿停聚的机制。本案患者病始于辛热，解以寒凉，因冰凝太过，而致小便不利。孔氏用诸利水方不效，改用附子理中汤温中健脾。因患者素有咽喉肿痛，又恐姜、附辛热，有碍咽喉而踌躇。后经同道杨静存权衡缓急，果断处治，重用理中汤数剂，而肿消胀止。孔氏谓"予每忆此事，叹静存之识，十倍于予。"这种不自以为是的谦逊态度，也说明孔氏临证的求实精神。然诚如案中所说，像此等寒热虚实夹杂之症，"自以治水为主，而佐使之品，难拘一格，或凉或热，须相机而施"。说明治大证，须谨守病机，灵活辨证，随机应变，方不致偾事。孔、杨二医，不执己见，共议病机，数易其方，使如此难治之症，终得痊愈。此相互切磋之精神，值得后人学习。

本案其议论精辟处，在于遵经旨阐明水湿停聚之理，营卫气血生化之源，可谓入微入细，非熟谙《内经》之精义者，难以晰理如此。

叙赵氏二积聚症攻下过峻之害

经曰：大积大聚，衰其大半而止。善哉！斯言非攻之难于尽，为受者虑其终也。

盖积聚在腹，层层脂膜，条条系络，连缀既多，裹缠亦固，攻之殊甚不易。有积聚未动，正气不支，因而先病者矣。有积聚少开，正气未乱，转生他病者矣。幸而积聚溃其大半，正气犹可支持，此时但当养心，而此未尽之积聚，已属本拔根断之物，俟正气一健，自将转运而下。即或不下，再行攻伐，正气不致大伤，积聚亦难更留矣。此古人之立法尽善。初非养痈以贻害，而又不致戕贼生命，挽回无术也。

予姻赵允诚之室病积聚，延予诊视。问其处？当脐而近脊，盖石瘕[1]也。先与和血理气药数剂，渐加攻削之品，十余日，病虽未动，败血已见矣。

赵君迟之，谆请急攻。曰：前治北宅从妹之病，七剂而下。久病也，何下之速？此病甫年余，十剂而不见动，岂亲戚情谊，固有厚薄乎？

予曰：彼病久而结于浅，散在经络，无非败血；此病近而结于深，僻在胞宫，必有硬块。夫败血未动，借新血以流之，其下也易，故不妨于骤下；硬块不移，破坚垒以取之，其下也难，岂复可以强下乎？君必求速，败攻药加重，易汤以丸，其下必捷矣。虽然气血难支，每服不过四钱。

赵君诺，乃订丸方与之。适予有事于北，赵君急合药，日服七八钱，十余日，病大动，渐渐痛甚。一夕，大痛欲绝，败血淋漓，病势欲下。夜半，复止。次日，腹痛几绝者再，病乃下，粗如儿臂，长可七八寸。举家庆幸，不知病人之难支也。逾三日，予归自北，赵君迎告。

予惊曰：病人必危矣。

曰：但腹疼耳，亦渐宁贴。

乃入诊，见其脉弱而不散。曰：侥幸！犹为无害。非多用养阴药不可。书方与之，令服三十剂。

赵君不以为意。服三剂，腹疼止，遂不服。其后每每多病，病辄沉困，皆请[2]予为治，赵君但以为弱，而不知皆攻积太骤，及下后失补之所致也。逾数年，乃渐健。

赵君又以治其叔母钟，寡也，积在小腹，每发作，攻冲而上，气不得息，心疼欲死。奔豚[3]症也。予为调治者屡矣，辄应手效，求为攻去之，予不可，且不获暇，欲归而谋诸其父。赵君曰：何事他求，前侄妇所服方，下积甚捷，方今尚在也。合药奉之，兼嘱多服。钟服十日，积果下，痛绝数次，全病俱出。大如碗，脂膜裹之，层层破视，皆包死血，破六层，始透其里。赵君喜曰：此六年之病，连根尽矣，以后何忧积？

然钟现已沉困，腹痛连绵数月，渐似平复，料理家事。一夕，坐月下，忽昏晕倒地，吼息数声而绝。

盖以过攻失补，血亏气脱，而至此也。

嗟乎！攻积而不能动，信无益矣。幸而动，不患不去；幸而去，不患不尽。使少去辄补，频补频攻，已破不完之病块，何难渐次削除？少亏未虚之气血，亦可随时滋长。惟一意直攻，计不返顾，遂令强者弱，弱者亡。宿病才去，命亦随之。然则衰半辄止[4]之说，古人其有所鉴乎？弗可违也矣[5]。

【校注】

[1] 石瘕（jiǎ）：病名。《说文·病部》："瘕，女病也。"《灵枢·水胀》："石瘕生于胞中，寒气客于子门，子门闭塞，气不得通，恶血当泻不泻，血不以留止，日以益大，状如怀子，月事不以时下，皆生于女子，可导而下。"

[2] 倩（qìng）：请，央求之意。如黄庭坚《即席》诗："不当爱一醉，倒倩路人扶"即是。

[3] 奔豚（tún）：豚，小猪，也泛指猪。奔豚，病名。出《灵枢·邪气脏腑病形》。又名贲豚，或称奔豚气。《难经》列为五积之一，属肾之积，症见有气从少腹上冲胸脘、咽喉，发时痛苦剧烈，或有腹痛，或往来寒热，病延日久，可见咳逆、骨痿、少气等症。

[4] 衰半辄止：即《素问·六元正纪大论》谓："大积大聚，其可犯也，衰其大半而止，过者死"之意。

[5] 矣：庚午本为"已"字，从手抄本。

【评议】《张氏医通》谓："积者五脏所生，其始发有常处，其痛不离其部，上下有所终始，左右有所穷处；聚者六腑所成，其始发无根本，上下无所留止，其痛无常处。"凡积块明显，痛胀较甚，固定不移者为积，如案一所述赵允诚之室所患之石瘕症。凡积块隐现，攻窜作胀，痛无定处者为聚，如案二所述钟氏所患之奔豚症。二症多由七情郁结，气滞血瘀，或饮食内伤，痰滞交阻，或寒热失调，正虚邪结而成。一般说来，积属血瘀日久，有形硬块，治疗较难；聚属气滞，攻窜出没，治疗较易。此二案从治疗的成败，从正反两个方面阐明扶正与祛邪的关系，虽未出方药，但所论治疗大法，可示人以规矩。

议王赵二子病并治验

赵氏之子病发热喘满，不能食，左胁有块，面色黄肿。诊其脉，数大无伦，沉按全空。

予曰：此阴虚证，据脉不得有块。

曰：现在左胁，一片硬且胀痛。

问起自何时？

曰：去岁受惊坠驴而得。

予书麦味地黄汤[1]，加芍药、枳壳与之。曰：服此，勿入内室，数剂后再来。

其子服三剂，热轻，喘满全止，饮食大进。服七剂，热全清，左胁之块亦无有矣。比[2]再就诊，脉已平和。亲友惊曰：地黄汤非进食消块之剂，何以能此？

予曰：此治在脉，不在症，其脉数大无伦，阳邪独旺，沉按全空，真阴大亏，阴亏阳旺，则气无所恋，而奔越妄行。其结于胁下者，肝经之燥气，故硬且胀疼也。窜入胸腹者，下部之浊气，故喘满不能食也。吾用大剂滋阴之药，复其真阴，则气自吸引而下，各归其部，行者行，运者运，此所以块消喘止，诸症俱退矣。虽然，亦其人肌肉未甚损，真阴未全竭，而又年方幼少，精血易生，故效得速奏。若使肉消精枯，年逾三十，亦难为矣。

曰：左胁之块，彼自云受惊坠驴而得，何以知非血积，而重用腻药乎？

予曰：以脉觇[3]之，块本不真，即云有块，亦属气结，当彼喘满不食之时，又可以破块之药，重伤其气血乎？吾惟治其阴虚之本病，亦谓阴复热退，气血流畅，块自潜消。若果不消，再与分别于气分血分之间，治之未迟，而亦非确然断定其块之不必治也。且腻药之不宜于块者，滑脉、实脉、涩滞有力之脉，皆为有余者言之耳。此症脉已全空，血液有几？使其结浅在气分，得血而块以濡；使其结深在血分，得血而块亦柔，故腻药不宜于他人，独宜于此子。盖亟借其生血以为润也，而顾疑其助病乎哉？

议未讫，赵氏之戚王氏亦以其子来就诊[4]，年十六七，与赵氏之子相若也，而瘦弱甚于赵。大热大渴，滑精溏泄，亦阴虚症也。诊其脉，甚数而滑，右关尤甚。

予谓王曰：汝子病甚剧，必养阴以清热，须药甚多，汝家贫，不能办也，吾以伤寒法治之。第先清其热，热退阴亦易生，效捷而药少矣。

亲友笑曰：此又奇[5]闻。几见有弱症作伤寒治者乎。

予曰：借用一法，未尝不可，此有至理，诸君固未察也。夫阴虚至于泄泻，不治之症也。而此子之泻，由于饮多，饮多由于大渴，大渴由于胃热而火盛。夫胃家之火，阳火也，阳火炽昌，渴泻方亟，而骤投以养阴之药，药随泻下，为功几何？吾以清热之药治之，下咽之后，未尝不泻，然药下而热亦随之俱下矣。第恐苦寒伤胃，势不宜频，故借伤寒之白虎汤[6]，重用以清胃家之热，即佐伤寒之猪苓汤[7]，分利小便，护持肾阴，此于清热之中，已具养阴之义。渴泻得解之后，滑精一症，未必不因此而少止，可谓一举而两得也。

且此子脉来虽数，而按之滑盛，尚未知今日之热果阴虚也，亦第阳火盛耶？俟渴泻止后，再为诊视，若果阴虚，用补犹未晚也。书方与之。服三剂，渴泻俱止，热亦大减。惟滑精一症，以其父伴宿，时时呼之，未及作，未知其真止否也。

再诊，其脉数减，而滑盛俱退，沉部亦弱矣。曰：此子果系阴虚，非补不可。疏方用芍药地黄汤[8]，加苡仁、芡实，又服四剂，热减十七八，精神亦健。其父吝于资，不复与市药矣。曰：赵病七剂而愈，今亦七剂矣，病已退，久必自愈，无以药为也。其子遂不复健，逾岁，予见之，面犹黄色。问其故，滑精之症犹在也。而赵氏子则竟愈，今黝然肥丈夫矣。

【校注】

[1]麦味地黄汤：旧名八仙长寿丸。由熟地黄、山药、泽泻、茯苓、牡丹皮、麦冬、五味子、山萸肉组成。功能敛肺纳肾。治肺肾阴虚，咳嗽喘逆，潮热盗汗等症。本方来自《小儿药证直诀》地黄丸加味。

[2]比：庚午本为"此"，从抄本。在此作及、等到解。

[3]觇（chān）：为看、窥看之意。

[4]就诊：庚午本无此二字，从抄本。

[5]奇：庚午本为"寄"字，从抄本。

[6]白虎汤：出自《伤寒论》。由生石膏、知母、甘草、粳米组成。功能清气热，泻胃火，生津止渴。主治温热病，气分热盛，高热头痛，口干舌燥，烦渴引饮，面赤恶热，自汗出，舌苔黄，脉洪大等症。

[7]猪苓汤：出自《伤寒论》。由猪苓、茯苓、泽泻、阿胶、滑石组成。功能滋阴清热利水。治水热互结，内热伤阴而致的发热，渴欲饮水，小便不利，心烦不得眠，或血淋、尿血属阴虚有热者。

[8]芍药地黄汤：即犀角地黄汤。出自《千金要方》。由犀角、生地黄、白

芍、牡丹皮组成。功能清热解毒，凉血散瘀。治外感热病，热入营血、心包而致的高热，神志不清，吐血、衄血、便血，发斑发疹，舌质红绛，脉细数等症。《外台秘要》引《小品方》之芍药地黄汤的组成与主治与本方相同。

【评议】据脉断症，识圆而理真。例一为阴亏阳旺，用大剂滋阴药，复其真阴，收热退喘止之效，解左胁结块之迷惑，借以阐明治病求本，标症自可迎刃而解之理，可谓有胆有识。例二同属阴虚，然脉数而滑，本应养阴清热，然须服药甚多，虑及患者家贫无力市药，先生于前人窠臼外，另辟蹊径，以伤寒治法，先用白虎、猪苓，后用芍药、地黄，按步施治，依次收功，亦属圆机活法。

叙俞蔚南病并治验及后致变之由

俞太学蔚南，嗜酒无节，病者屡矣。丁巳[1]正月，病大剧，四末清脱，骨锋棱棱，惟腹大如瓮，坚如石，青筋暴露，脐突指许，行卧皆废，坐则仰，稍一俯首，水从口出。延予往治，谢不能。

会予赴姻亲召，其居近于俞。蔚南兄苍南来拜，次日，治具招饮，不得已往，遂延诊，并请病案。乃书曰：此痰饮内停，肿胀症也。肿胀之脉宜坚大，痰饮之脉宜滑大，是脉症相同，犹为宜治。今脉细而带数，邪实正虚，药将难任，一逆也；通身俱肿，痰水四溢，是诸经分受其病，受害犹浅。今单一腹胀，脾家独受，后天根本先拨，谷养谁为转运？二逆也。具此二逆，兼之络青脐突，生死实难预定。欲于死中求生，非攻补兼施不可。

夫湿气停结于内，清者为饮，浊者为痰，脏腑既满，溢于皮肤，不攻，病何由去？然脾虚不能制水，肾虚不能行水，肺热气虚，又不能布水，而后停留为肿胀，虚而攻之，是为虚虚，虽欲无危，不可得也。经曰：治水不利小便，非其治也。又曰：开鬼门，洁净腑。今元府未闭，每晨见汗，无俟复开。惟小便一支，正是邪之去路。当此之时，清肺金，培脾土，疏肾气，利小便，频补之后，兼用一攻，使清肃下行，脾阳不败，肾阴无亏，缓缓调之，庶几侥幸于万一乎？

案既立，苍南以为允当，遂请疏方，兼订异日之约。曰：舍弟之病，兰馥赵君系至戚，自不得辞，但得大兄间来一视，互相参酌，足矣。予慨诺，自是两往。约一月余，大抵五六补后，攻下一次，病遂大减，膜胀全无，饮食倍进，小便亦渐多，腹之坚处皆软，高处渐平。每进补药，腹中辄汩汩响动。苍南喜曰：白术、枳实，今日始能当家矣。盖每剂有白术二两、枳实一两故也。

会予北归，有郝姓者，素不识，诣俞送贴脐方，言不吐不下，三日可全消。蔚南信之，询其方，生麝、蓖麻子也。赵君极言不可，苍南亦力止之，而内室协赞，已偷贴矣。

贴后，赵君进诊，骇问脉何以变，蔚南犹不吐。甫[2]二日，病大坏，膜胀复作，饮食不进，腹坚如前，兼之面目俱肿，鼻中流血，小便癃闭。急延予治，而脉已不可为矣。苍南悔恨，谓予曰：二物之为害，如此其烈乎？

予曰：蓖麻收敛太峻，毒能伤人，然其害不过吸引邪气，聚而难出耳，为祸犹浅；麝香飞扬走窜，透筋入骨，脏腑经络，何所不至。令弟元气本虚，麝香循脐而入，五脏六腑之真气，俱被攻乱。夫气者，本乎阳而亲上，故胸高而肿，鼻中出血也。今即收拾乱气，引使归元，耗散之余，岂能如归？且麝香余毒在骨，势必作热，热与湿搏，气复不顺，将来变症纷纭，正难料也。苍南强恳再治，气竟复降，腹亦微软，日食虽少，小便渐顺，然自是殊不受补矣。强调二十余日，遂辞归。而蔚南之病，亦无万分之一矣。

【校注】

[1] 丁巳：庚午本为"丁己"，从抄本。

[2] 甫（fǔ）：在此作"才""方"之意解。

【评议】 此案叙述重症单腹胀之治疗大法。识症、辨脉、论治皆为临床经验之谈。读者宜留心此案症脉的描述和分析，以及据其脉症所立的治疗原则及预后。

"四末清脱，骨锋棱棱，惟腹大如瓮，坚如石，青筋暴露，脐突指许，行卧皆废"，寥寥数语，将一重症臌胀患者展示在读者面前，何须多费笔墨。脉症合参，诊为邪实正虚。"通身俱肿，痰水四溢，是诸经分受其病，受害犹浅；今单一腹胀，脾家独受，后天根本先拨，谷养谁为转运"，如此精辟分析，实发前人之未发，犹如画龙点睛。其治疗原则，用清肺金，培脾土，疏肾气，利小便之法，于频补之后，兼用一攻，重在调理肺、脾、肾三脏之气机，但求缓图，不用速攻，实属经验心得之谈。至于病家欲求速效，误用贴脐法致变，分析也句句在理，则应引以为戒。

辨胡端儒气郁湿停实非噎症并治验

胡太学端儒，年近七旬，好饮而有节。偶因不快，中气怫郁[1]，妨于食，非汤饼不能下咽。访之医，令饮生韭汁。自检本草，乃治噎膈方也，自是遂患噎，几废饮食，数月矣。就诊于予。予曰：此非噎膈症也。疏方令服药，数剂少效，再数剂，饮食大进。偶因伤风，食复减，延予往视。

同坐者曰：胡君之非噎，信矣，然食下不顺，其心常自危疑，医病不如医心，盍[2]与辨之？

予曰：诺。乃为辨曰：噎膈者，三阳结热证也。经曰：一阳发病，少气善咳、善泄，其传为心掣，再传为膈。此胆与三焦之病传变所为，非正病也。又曰：三阳结谓之膈。此即今之所谓噎膈症也。三阳者，手阳明大肠、手太阳小肠、足阳明胃也。三经皆主津液。而胃为水谷之海，又津液所从出，三腑热结不散，灼伤津液，则胃家上口之贲门[3]，下口之幽门[4]，小肠下口之阑门[5]，大肠下口之魄门[6]，皆日渐干枯，出入涩滞，而水谷之道路不得流通矣。由是贲门干枯，则纳入之路涩，故食不能下，为噎塞也。幽门干枯，则受盛之路塞，故食入反出，为翻胃也。阑门、魄门干枯，则传导之路涩，并化物亦艰于出，而周身之津液几无余沥矣。

夫人身之内，调和五脏，洒陈六腑，皆津液也。津液既枯，血脉不流，肌肉枯瘦，皮肤皱揭，望而可知，何待辨症？然其症亦必有口中沃沫，腹中刺痛，便如羊粪之类，而其脉亦必细数而涩。盖非数不热，非涩不结，非细而津液犹未枯也。今胡君之脉，沉取和缓，正与涩反；浮取颇大，正与细反；脉来四至，何有于数？津液汪汪于膈下，何有于枯？又且大便甚易，时而见溏，较便涩难出者何如也。故此症不可以言噎膈。

虽然，其食下阻碍者，何也？

曰：此有二因，一为气郁膈上，两寸关之脉，浮取稍硬，是为气结。结则上逆，气上逆，则食自上而下，气自下而上，两相格阻，不能顺矣。一为湿气内停，夫津液虽足，非汪汪膈下之物也，其所以汪汪者，湿气为之也。

湿气在胃，津液归之，湿与湿合，停则俱停，其随唾而出者，食下之后，胃中实，而湿气上溢也。及食转肠中，湿气复归故处，反将上行之津液，尽吸引归一，故自咽及膈三四寸，常觉干涩也。古者，人君养老，祝梗在前，祝噎在后[7]，老年津液不足，亦是常事。而胡君之津液，未尝不足，特湿气截于中焦，不能上及喉咙耳。

今将治胃中之湿，未免增咽中之燥；若欲润咽中之燥；又恐益胃中之湿，惟健脾和胃，理气开郁，少佐以利小便之品，使湿气渐去，饮食渐进，病将自愈。夫饮食大进之后，气可生，血可生，宁区区数寸之胃管，而有津不上润之患乎哉？

【校注】

[1] 怫（fú）郁：犹悒郁。心情不舒畅。如《楚辞·七谏·沈江》："心怫郁而内伤"。庚午本及抄本为"拂郁"，今改之。

[2] 盍（hé）："何不"之意。如《论语·公冶长》："盍各言尔志？"

[3] 贲（bēn）门：出《难经·四十四难》。七冲门之一。指胃上口。其上与食管相接。贲通"奔"，投向、奔走之意。食物从此处奔入于胃，故称。

[4] 幽门：出《难经·四十四难》。七冲门之一。指胃下口。其胃下口通往小肠，如曲径通幽，故称。

[5] 阑（lán）门：出《难经·四十四难》。七冲门之一。指大、小肠交界部位。形容此处如门户间的门阑，故称。阑，古通"拦"，阻隔之意。

[6] 魄（pò）门：出《难经·四十四难》。七冲门之一。指肛门。魄，古通"粕"，糟粕由肛门排出，故称。

[7] 祝梗在前，祝噎在后：出自《后汉书·明帝纪》中"尊事三老，兄事五更……祝梗在前，祝噎在后。"李贤注："老人食多哽咽，故置人于前后祝之，

令其不哽噎也。"按"祝哽"《汉书·贾山传》作"祝鲠",谓祝其不伤于骨鲠。

【评议】此案辨明气郁湿停致噎与噎膈症之不同。借以阐明"三阳结谓之膈"之经旨。三阳经皆主津液,津液枯为噎膈症之本,口中沃沫、腹中刺痛、便如羊粪、脉细数而涩是噎膈之主症,与气逆停湿之病机不同。钩玄提要,辨析透彻,议理至精,犹如解索。

详议胡端儒夫人病并治验

胡端儒夫人,年五十余。久病不痊,势甚凶危,医皆避去。惟予姻亲赵君锐身治之,泻五色痰数斗,饮食少进,可望生矣。而变症不已,会赵君病,予往候,赵君倩予代诊视,并立案存参,予不获已,遂往。

既诊脉,遂书案曰:此内风证也。考《内经》,五脏各有风,而肾经之风,面庞然浮肿,脊痛不能正立,多汗恶风,其声为呻,其变动为栗,皆与此症合。且肾与肝[1]俱居下部,母子之脏,母移邪于子,此动则彼应,于是肾风、肝风,挟两经之相火,交扇而上。其蒸津液为痰涎,何待言哉?此时痰壅经隧,风火驱之,逼入心窍,为癫为狂,犹其末也。若风势大动,势必将痰涎逼入胸膈之上,喉中拽锯,喘息不通,呼吸之间,死生判矣。幸而痰涎驱除殆尽,是以延迟至今。

然左寸散,心血不足也;关涩而尺结,余邪未尽也;右寸浮弦而沉空,阳虚而阴上乘也;右[2]尺一线上冲入关,胃阳虚而少阴之邪上攻也。夫心血不足,故怔忡;阳虚阴乘,故时而寒;痰衰而内风之本未除,故挟少阴之邪,上冲胸膈为烦闷,上行头目而眩晕,上撼心包为震跳。左胁尤不宁者,风动而行于上,复左投肝木,而从其类也。舌下麻木,唇筋跳动,风邪煽侮脾胃,并最上之经络,亦受其毒。

殆哉!岌岌[3]危亦至矣。此时阴阳两亏之间,辅正为急,祛邪为后。然或恣用养阴之品,是又为少阴之邪树一帜也。惟先建其上、中二焦之阳,使少阴之邪不得上犯,则内风亦无所借以[4]助其虐。俟正气少足,内风将自寻出路,祛之亦易为力。乃订方。用六君子[5]，和以芍、归，臣以桂、附，使以豆蔻、缩砂，而参、术之重，各至两半。胡君颇以为疑。

予曰：目下药力浅薄，而尊阃[6]脾胃过虚，重借此二味之力，填补脾胃，堵御风邪，少则不能奏功矣。

曰：现在作瞋。

曰：此所以必加多也。夫参、术之性，少则滞，多则行，然入健运之脾胃，亦无乎不可。若中气本虚，资药力以为运，则必使其所生之气沛然充足，而后上者上，下者下，不至停留作胀。使畏而减之，则此浅薄之力，能有几何？虽少有所生，且不敷脾胃本宫之用，岂能有余力以为升降转输乎？是已瞋而益其瞋也，非重用不可。如言服之，果不瞋。

其后予归，私减参、术之半，遂大瞋。再加至原数，复不瞋矣。月余，病减轻，药亦渐减。又渐加芍药、枸杞、龟板、鳖甲之属，复其真阴。数月，乃就痊。

立此案后，赵君约予同往，胡君从容问曰：前立脉案甚详，昧者亦复能解，但彼时仓卒未能尽言。拙室尚有一症，每逢夜半，必泻数次，何也？

曰：此肾泻也。少阴邪盛，真阴不守，故作泻，当于从其类也。夜半而作泻者，少阴邪盛，肾气不能内守，故随其动时而作下陷也。复从赵君录得此案，遗此数语，附志于此。

【校注】

[1] 肝：庚午本为"汗"字，从抄本。

[2] 右：庚午本为"左"字，从抄本。

[3] 岌岌（jí）：很危险的样子。如岌岌可危。《汉书·韦贤传》："弥弥其失，岌岌其国。"

[4] 以：庚午本为"一"字，从抄本。

[5] 六君子：即六君子汤。出自《妇人大全良方》。由陈皮、半夏、茯苓、甘草、人参、白术组成。功能益气化痰。治脾胃气虚而兼痰湿，症见气短咳嗽，痰白清稀等。

[6] 阃（kǔn）：指内室。旧借指贵族妇女。

【评议】脾肾两虚，母病及子，风痰泛上，变症丛起。据脉论证，识议俱精，均能丝丝入扣，全无游移之谈。治先健运中州，重用参、术，尤见识力。后填其真阴，调理井然有序，其效如击如响。综观全案，议、理、药、效，熨帖合拍，毫无做作之感。仿此议病，足以衡量医术之高下。

议胡俊亭女病并不终治之由

胡俊亭女病，俊亭馆于外，不及内顾。乃翁鲁玉闻予在其邻舍，延往诊视。

问系何病？

曰：癥瘕[1]。发热经闭，二年余矣。

问饮食何如？

曰：现苦[2]膜胀，自胸迄小腹，两胁尤甚，饮食晨进少许，不能多也。过午必发热，热则呕吐痰水，连食俱出。

问嗽乎？

曰：嗽甚，呕因嗽起。

问二便何如？

曰：前曾大泻数日，今止矣，小便甚无多也。

予偕姻亲赵君往视。既诊脉，谓赵君曰：此病有假，出议之。

出谓鲁玉曰：令孙女病，非真癥瘕也，必先有块，而后经闭。

曰：然。腹中块积年余，然后经闭。

问今腿足肿乎？

曰：自足而上，迄胸腹皆肿。

问头面肿乎？

曰：目窠下微肿，余则否，然两颧皆红。

问膜胀自几时？

曰：久矣，日甚一日，以至于今，尚可治否？

予曰：可治。然作癥瘕发热治，不可也。因为案曰：此症发热、咳嗽，经闭

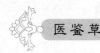

有块，极似阴虚痨瘵[3]症。然六脉不细不涩，沉数而滑，过指流利。夫滑非癥瘕之脉，痰饮之脉也。且癥瘕之起，必由于血气之阻留，血不阻，不能有积，积不久，不能成块。

故经闭而后成积，积成而后块现。发热颧红，应有之症也，何有于肿胀？咳嗽、食减，应有之症也，何有于呕吐？即呕矣，呕食呕血，犹属应有，痰水自何而来？日日呕痰呕水，何得如许之多？由此参之，即无滑脉，此症亦当别观，况明明有滑脉可据乎？经曰：腹满䐜胀，支膈胠胁，下厥上冒，过在足太阴、阳明。故知此症本始于停饮，饮停不去，则熏蒸而为痰，痰饮日盛，与气相搏，旧者坚结内着，新者散布四出，于是外溢皮肤而为肿，内阻血隧而经闭，此先有块而后经闭之由也。

然则此症也，痰饮为本，经闭为标。发热，经闭所致也；咳嗽，热所熏也；颧红，热所蒸也，皆标病也。呕吐，痰饮上溢也；胸腹胀痛，痰饮多而不能容也；其呕必于过午者，痰饮阴邪，故时交阴分，随阴气而冲激内动，又其出由于胃，故必俟阳明用事之时也，皆本病也。

《金匮》论妇女之病，有水分，有血分。此病因痰饮而闭经，正属水分，故当先祛痰饮，痰饮一减，䐜胀自除，呕吐自止，饮食亦自进，此目下之效也。俟痰饮全消，隧道无阻，经将不药而自通。设或不通，再用清热之药，鲜不愈矣。病有标本，治有先后，谓不可与寻常发热症同治者，此也。

案出，鲁玉疑未决。予曰：愚见如此，亦不敢必以为是，不立方可也。赵君力赞，乃请方。既见重用大黄，又疑不决。予曰：无妨。今晚一服，当下痰水数次。明日，胀䐜减，呕吐止，饮食进，发热亦轻，此所谓目前之效，可旋至而立见也。次日，果然。欲再服，予曰：法当攻补互用，但此症形气不甚弱，无需乎补，补反增热，间日一用可也。

及再用，而予适北旋，越二十日，再往前处，问其症，已大重矣。盖更方用养阴药，助湿生痰故也。再请往视，谆辞不得已，复与调理，复前效，而已止药不用矣。

噫！主病者本不在意，予故为之谆谆辨症，多乎哉？

【校注】

[1] 癥瘕（zhēng jiǎ）：病名。见《金匮要略·疟病脉证并治》。指腹腔内痞块。一般以隐见腹内，按之形证可验，坚硬不移，痛有定处者为癥；聚散无常，推之游移不定，痛无定处者为瘕。

[2] 苦：庚午本为"若"字，从抄本。

[3] 痨瘵（zhài）：一作劳瘵。见《三因极一病证方论·劳瘵叙论》。又有劳极、传尸劳、传尸、尸注、痷（yè）殜（dié）、转注、鬼注等名。《济生方》："夫劳瘵一证，为人之大患。凡患此病者，传变不一，积年染疰，甚至灭门。"说明本病病程缓慢而互相传染。

【评议】病有标本，治有先后，本案虽辨证如此精详，用药又获捷效，但病家却疑惑不决，执迷不悟，请方虽效也不用，与医何咎？可见"信者始为医"，亦乃至理。

议于芳美病并不终治之由

于芳美，少年病瘫，左手足俱废。兰馥赵君为之调治，足能步矣。越岁，病复作，更剧于前。其父舁[1]于软榻，就予求诊。

予视之曰：不可为也。恳祈再四，乃为案曰：脉析析如乱丝，近乎祟脉[2]，其实乃风湿合邪，壅塞气道，脉为之不利耳。盖此症本系中风，兼之受湿，今岁夏秋之间，霖雨[3]过度，故病遂增重。吼喘痰涎，声如拽锯，风入肺甲，而湿气填之也。咳吐自汗，下利稠粘，湿邪充满，而风气逼之也。四末俱肿，不能动移，经所谓热盛则肿，湿盛则泥者是也。

为今之计，非追风逐湿不可。然饮食太少，正虚邪盛，中州之地，湿痰盘踞，间以风邪鼓动其间，如沸如羹，几乎无容谷之处，又岂能有余气传送药力，以祛风逐湿乎？此症不治固危，治亦难保必愈。择其急者，必先从肺胃立治。以肺气清，则治节行，湿痰可以少降；胃气动，则饮食进，营卫尚有转输也。然亦非旦夕所能见功矣。

遂为定方，服二剂，少效。延予至其家，再求诊，定前方，予疏方未毕，适其父存仁置唾器，少拂其意，芳美叱[4]之，无异奴婢。予曰：小子当死久矣，遂绝去，不与治，其病亦遂不起。

【校注】

[1]舁（yú）：抬。如宋濂《秦土录》："市门石鼓，十人舁，弗能举。"

[2]祟（suì）脉：即怪脉。

[3]霪（yín）雨：同"淫雨"，即久雨之意。如《淮南子·修务训》："禹沐浴霪雨。"

[4]叱（chì）：大声呵斥。

【评议】 湿痰盘踞中州，脉乱如丝，中气已败，难以传送药力，故断为难治之症。生死关头，从肺胃立治，以调治节，也属权宜之法。

议朱德春女病并治验

朱德春之女，适于邢[1]，二年丧其夫。遗腹生一子，周岁而殇[2]。比见予[3]就诊时，年二十六，病六年矣。两人掖[4]以出，数息乃达于外。形色枯瘦，咳嗽不断，张口喘息。

问何病？

曰：左胁有块，每发作，辄痛欲死，数日而后少瘥。

问发热否？

曰：发热。日夕尤甚，及明差轻。

问渴否？

曰：每晚大渴，茶必数碗。

问能食否？二便何如？

曰：食不能多，近来破腹作泻，小便甚少而热。

问月事？曰：常闭。

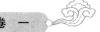

常服何药？

曰：破块活血，斑猫[5]之属亦曾用过，病总不消。

予意其脉必细数而涩，及就诊，洪大而数，浮部一线弦劲。曰：此外感，非阴虚发热也。

时亲朋满座，皆大笑，以为戏言。

予谓朱德春曰：汝女病亟矣，若平调，用药必多，如力不能，吾为订一方，二剂当大愈，转方再二剂，可得全愈；若不愈，死必速矣。愿之否？

其父女皆曰：命苦如此，死亦何恨？

乃立方：用麻黄、桂枝、附子、干姜各六钱，党参、当归、芍药、石膏各一两，杏仁五钱，炙甘草三钱。付之曰：今晚服此，若烦躁，多饮温茶，犹不至死，明日再服一剂，吾异日来为汝转方。

亲朋戏曰：服此，恐不及俟也。迨[6]晚，又有戏者曰：朱家哭声将作矣。比明，又曰：朱家岂不敢哭乎？盖朱家瑞临，张君佃户也。遣人问之，则服药之后，汗出津津，嗽热俱止，渴亦不作，安眠熟睡，已达曙矣。

瑞临喜曰：大兄何以知其非虚痨？

曰：有其症，无其脉。仲景所谓：设有不应，中必有奸也。

何以知其为外感？

曰：脉来洪数之中，一线浮弦，是为脏腑积热，经络受寒。夫经络之寒，不因外感，何自而得？惟外感之寒聚于经络，是以血涩而不流，气郁而不散，郁之甚，则外结而为块，内闭而成热，以致上熏肺甲为喘嗽；中灼胃府为烦渴。喘嗽、烦渴并亟，则饮食日减，血液日亏，瘦损亦日甚。奉生且不足，尚有余血下注为经水乎？

此病向来误治，总因认症不认脉耳。又必因其少年寡居，子女俱无，以为因郁闭经，经闭而成块、发热，故专用破块理血之药，不知左胁之块，正是寒气结成。夫寒之中于经络也，不散则必有所聚，聚而结于左胁，积久则为痞矣，此所以历六年之久也。若不解使汗散，且将结以终身，宁止六年乎哉？

且痞之为病，寒胜则痛，此症每发辄疼痛欲死，正系寒因。若系内症血积，乌有不经攻劫，而令人疼痛如此者？予治此病，昨日约定规模，但先解经络之寒，寒从汗散，积块必然冰消，虽脏腑郁热，而元府[7]一开，气得外散，热亦必就轻减，经所谓"火郁发之"也。

俟两剂之后，寒邪无余，再与祛其内郁之热，如发蒙振落[8]耳。张君称善，予遂他往。五日而返，病者已喜笑自出，步履如常人矣。

问之，曰：热、嗽喘、渴、泄泻全止，饮食倍进，惟块不知何往，大小便中，俱未见形迹，盖犹疑为积血也。

予曰：化去矣，不必追究。复与芩、连、知、柏等二小剂，脱然全愈。

【校注】

[1] 适（shì）于邢：适，旧指女子出嫁。适于邢，即嫁于邢姓者。

[2] 殇（shāng）：未成年而死为殇。《仪礼·丧服传》："年十九至十六为长殇，十五至十二为中殇，十一至八岁为下殇，不满八岁以下，皆为无服之殇。"

[3] 予：庚午本为"子"，从抄本。

[4] 掖（yè）：扶持。亦作"又着别人的胳膊"解。如《左传·僖公二十五年》："掖以赴外，杀之。"

[5] 斑猫：庚午本及抄本，皆为"班"字，今改之。斑猫，正名斑蝥，中药名，出《神农本草经》。为芫青科昆虫南方大斑蝥 *Mylabris phalerata* pallas 或黄黑小斑蝥 M·cichoriiL、的干燥全体。性味辛寒，有大毒，入大肠、小肠、肝、肾经。功能破血逐瘀、攻毒。

[6] 迨（dài）：及。如《诗·召南·摽有梅》："求我庶士，迨其吉兮。"

[7] 元府：又名玄府。即汗孔。出《素问·调经论》。谓："上焦不通利……玄府不通，卫气不得泄越，故外热。"

[8] 发蒙振落：比喻轻而易举。

【评议】六年之病，一药而愈，数日后，即诸症霍然，可谓"着手回春"。然之所以将外感误诊为内伤，屡进破块活血之剂，在于舍本求末，认症不辨脉，只看现象，不看本质。又因其少年寡居，子女俱无，故误诊为因郁而致经闭。如此成见在胸，仅凭臆断而误诊误治者，临床并非少见，此案可引以为戒。孔氏对脉学研讨娴熟，能洞察纤毫于指下，从洪大与细数，浮弦与涩滞等不同处，直断为外感风寒，并非阴虚郁块，遵"火郁发之"经旨，使其邪从汗解，不治结而块自消，不清热而热自散。非胆识具备经验老手，焉能如此果断从事？

叙族姑危症治验并详病机

族[1]有病者，求予甚急，转三处，乃与予遇。问病者，予之姑辈也。

问何病？

曰：身体暴肿，大喘不止，舌胀满口，舌下复有一舌，遍身斑斑，兼浮赤泡，泡破，肉色皆黑。

予曰：病必起于躁急。

曰：然。三日前有事不遂，形神俱躁。

问小便尚有乎？

曰：不知。

问曾服何药？

曰：医至者二，皆言病危，不立方，亦未指病名。惟一妪，以为痧胀[2]，治亦不效。

予曰：此病易知，火也。然甚急，不可待矣。可先以方归，取药急煎，煎必三升，连续服[3]之。乃疏方，合凉膈[4]、泻肝[5]、导赤[6]为一剂，重逾十两，不用硝、黄，而重加石膏。

越日，问之，服一剂，已全愈矣。

亲族问曰：病未见脉，何以确知为火，而用如此重剂？

予曰：非火不能如此之暴。

夫人之一身，水一而火五[7]，故《内经》论症，有一水不胜二火，一水不胜五火之说。今病发躁急，心包之火动矣。夫心包者，代君行令者也，此火一动，则肝肾之相火翕[8]然从之，而脾胃之火适在三火夹持之中，肺气不支，遂而为喘促；心气浮腾，溢而为舌胀。脾胃连舌，散舌下，经满而溢于络，故胀大遂如一舌。胃府合脾主肌肉，本热而及于末，故暴肿遍于周身。至热之所迄，由经络孙支而溢于肌理，则浮越而为斑；由筋脉肉腠而出于皮肤，则冲嘘[9]而为泡；泡破而肉色黑者，火热反从水化，非肉死也。经曰："亢则害，承乃制。"阳极似阴，火极似水，理本如此。此症不从火治，无处着手。然燎原之势，非升斗所能沃；焚身之灾，岂杯勺所能胜？故以重剂多煎，连续服下，遂一熄而不复燃矣。且吾在远，不能急来，若用小剂，症必不退；不退，则谓之不效；不效，则不再服，无论更医改方，祸起不测。止一犹豫迁延之间，病已不救矣。熄焚援溺[10]，不可须臾纵者，此之谓也。

亲族金[11]曰：善。予乃笔而志之。

【校注】

[1] 族：庚午本为"族"字。抄本为"祖"字。此从庚午本。

[2] 痧胀：又名痧。见《痧胀玉衡》。指夏秋间，因感受风寒暑湿之气，或因感受疫气、秽浊，而见寒热、头痛、胸闷、气短、腹痛、呕吐、泄泻等症。因痧气胀塞胃肠，壅阻经络，故名痧胀。

[3] 服：庚午本为"腹"字，从抄本。

[4] 凉膈：指凉膈散。《太平惠民和剂局方》方。由连翘、大黄、甘草、芒硝、栀子、黄芩、薄荷等组成。功能清热解毒，泻火通便。治外感热病，肺胃热盛，症见高热头痛，烦躁口渴，面赤唇焦，咽喉肿痛，口舌生疮，便结溺赤等症。

[5] 泻肝：即龙胆泻肝汤。《兰室秘藏》方。由龙胆、柴胡、泽泻、车前子、木通、生地黄、当归等组成。功能泻肝经湿热，治因肝经实火所致的胁痛、口苦、目赤、耳聋、耳肿，及因肝经湿热下注而致之小便淋浊、阴肿、阴痒、带下等症。

[6] 导赤：指导赤散。《小儿药证直诀》方。由生地黄、甘草、木通组成。功能清心火，利小便。治心经热盛，症见口渴面赤，心胸烦热，渴欲冷饮，或心移热于小肠，口舌生疮，溺赤，尿痛等症。

[7] 五：庚午本为"三"，从抄本。

[8] 翕（xī）：聚，合。如《诗·小雅·常棣》："兄弟既翕。"

[9] 冲嘘（xū）：形容如吹气一样。

［10］熄焚援溺：形容用小便救火，无济于事。庚午本为"极焚援溺"，亦通。

［11］佥（qiān）：都，皆。如《书·大禹谟》："询谋佥同。"

【评议】暴肿、喘逆、舌胀、发斑、赤泡、肉黑，发病骤急，因情志不遂而躁急。未见病人，不知脉象，而直断为火，用重剂清热泻火，一药而愈。借以分析其病机，诸症皆因火所致。析理用语，俱本《内经》，然句句皆经烹炼消化。自然脱口而出，并非生搬硬套，读后使人爽心豁目。非将经义精研覃思、熟烂胸中，难以如此运用自如。

议某姓妇脉风症并治验

妇人某，不知其姓氏，诣[1]予求治。舒[2]臂就诊，见其手腕皆似疮似癣，赤而微突，着指强涩，几无隙处。

问遍身皆然乎？

曰：下身微少，胸腹肩背成一片矣。

问痒乎？

曰：痒甚。然不敢重爬[3]，重则疼，且易破。

予曰：此风之为也。经曰：劳汗[4]当风，寒薄为皶[5]，郁乃痤。又曰：脉风成为疠。

夫同一风也，中于卫[6]则为皶，中于营则为疠，皶，即今之所谓粉刺也。惟其发于卫分，色从气化，故破而出白。疠，即今之所谓癞也，惟其结于营分，色从血化，故聚而为赤。此症自以疏风为主，而用活血透表之药，从营分驱去风邪，当必不误。欲立方，又踌思曰：此虽外症，根蒂深矣。

观其皮肤之间，鳞次甲比，已从营分突出卫分，坚结固护，如蟹匡[7]螺壳，然岂寻常风药所能破其藩篱[8]。然风药太重，加以峻烈，其性既轻而上浮，其势又慓而难制，营卫受其鼓荡，势必不静，倘从鼻口溢出，是治病而益其病也。奈何？既而曰：得之矣，药何常顾用之何如耳。乃仍用荆、薄、羌、防等驱风，和之以归、芍，托之以参、芪，引之以红花、姜黄，剂不甚重，而水必倍加，煎汤必盈二三升，连口服下，使汤液充肠满腹，药力借水力以行，势必内盈外溢，透出肌表。桂枝汤之必啜热粥，五苓散之多饮暖水，皆此意也，何以猛药为哉？

其人如法服之，果数剂而愈。后数月，又遇一妇，与此症同，即用前法，亦寻愈。

【校注】

[1] 诣（yì）：前往。如《史记·孝文本纪》："乘传诣长安。"抄本为"请"字，亦通。从庚午本。

[2] 舒：伸展。

[3] 爬（pá）：搔。如黄庭坚《送吴彦归番阳》诗："诗句唾成珠，笑嘲惬爬痒。"

[4] 汗：庚午本及抄本皆误以"肝"字，今改之。《素问·生气通天论》："劳汗当风，寒薄为皶，郁乃痤。"

[5] 皶（zhā）：古作"皻"。指面部所生含有白色脂肪质的小疮粒，又专指鼻部及其两侧所生的红色小疮粒。

[6] 卫：抄本为"胃"字，从庚午本。

[7] 蟹匡：庚午本及抄本皆为"蟹筐"，今改之。蟹匡，即蟹之背壳。如《礼记·檀弓下》："蚕有绩而蟹有匡。"

[8] 藩篱：庚午本为"樊篱"，从抄本。

【评议】对皶与疬的病因、病机分析颇详，以其风邪中于卫分与营分之不同而加以区分，实发前人之未发。本案用药平淡，对如此顽疾似无药到病除之效，然煎服法颇奇，效法仲景，析理亦精，值得重视。

议潘姓妇病并治验[1]

潘姓妇近七旬，久病沉绵，医以消食、清热、理气之药，屡治不痊。予问其症，右胁有块，气逆胸满，胃脘常痛，痛甚则两胁俱胀，殆[2]不可支，兼之心烦而跳，口燥舌干，睡卧不宁，饮食不进。上身苦热，下身苦凉，小便时而赤热。右寸关浮而劲，按之全空；左寸关沉而郁，举之全无；两尺沉而短小，又数又结。

予立案曰：异哉！此症阴阳不交，脏气互结，更[3]虚更实，或寒或热，症果难调。

夫人之一身，上阳而下阴，然而阴中有阳，阳中有阴，气以煦之，血以濡之，阴阳相抱，脏气乃平。今见之于脉者，或有表而无里，或有里而无表，或颇[4]有表里，而不匀不和，阴阳无交济之美，而气血有离决之患，宜其病之沉困也。

盖右寸关肺脾之分也，其脉有表无里，是肺脾之亏在阴，而有余在阳，非阳有余，血不足以丽[5]气，阳乃孤行而为病矣。故其现症为气逆，为胸满，为结块于右胁，为攻痛于胃脘。如此，而饮食何能健运？左寸关心肝之分也，其脉有里而无表，是心肝之亏在阳，而结滞在阴，非阴独结，气已闭于血中，阴乃怫郁而为热矣。故其现症，为口燥舌干，为心烦而跳，为两胁膜胀，为上身烦热，如此，而睡卧何得独宁？惟肾主下部，两尺俱沉，犹为本脉，而且短且小，似数似结，水火之藏，阴阳先自不调，故阴现于外，下身为之俱凉；火伏于中，小便时而赤热，若不急治，久而移热于膀胱，则癃闭、溺血之症现。移塞于脾土，则壅肿、少气之症作矣。乌有阴外阳内，反天之常，而不变生大病者乎？

盖此症五脏俱病。而向用消食，清热，理气之药，殊属无当。夫饮食不进，无食可消。为膜胀，而理气似近理，不知气所以胀者，右寸关之有表无里为之也。右寸无里，犹可云肺脉之本浮，右关无里，脾阴已苦告绝，而可以枳、橘耗散之品，重伤中州之元气乎？为烦躁，而清热似不误，不知热所以生者；左寸关之有里无表为之也。左关无表，犹可云肝脉之本沉，左寸无表，心气已经内郁，而可以芩、栀苦寒之品，重益上焦之闭结乎？

吾为酌立治法，亦非随症而为之治也。肺脾之病在气分，肺欲收而脾欲缓，从此求之则难为，而但养阴以引其阳，则阴生而孤阳之浮溢者自敛。心肝之病在血分，心苦缓而肝苦急，以此参之则难调，而但从血以宣其气，则气行而浊阴之郁闭者自开。独肾家之药，水火不相为用，不益其阳，则水脏不暖，黍谷终无回春之候；不益其阴，则火归无宅，神龙将有陆地之忧，是必阴阳并补，乃得水火既济。王启元[6]所谓"益火之原，以消阴翳""壮水之主，以制阳光"，正此时此症之真诠[7]也。

案出，人曰："上身苦热，下身苦冷，果心肾两经之症，与他脏无涉乎？"

予曰：人之一身，心肺主上，脾胃主中，肝肾主下。经曰：心部于表，肾部于里。又曰：阳中之阳，心也；阴中之阴，肾也。夫心为阳而居上，主表，上身之热，即阳分全现阳象也，不归之心将何归？肾为阴而居下，主里，下身之凉，即阴部全现阴象也，不属之肾复何属？理主其常，义取其正，大概如是。其实交互推求，下身已凉，必肾经之火上移而从心，心复炎肺，是以气逆胸满，心烦口燥，上身为之全热耳。其势上炎之极，复移而下注，则由小肠侵及胞宫，小便乃现热证矣。是小便之赤热，亦不尽归肾经之事，然而肾主二阴，虽上热之下移，亦肾火之协灼，故小便赤热一症，仍属之肾家。

于是其人唯唯称善。予乃合附子理中[8]、人参养荣[9]、金匮肾气[10]三汤之法，裁取而定方，一剂而效，再剂而瘥，其后数剂，而告成功。

【校注】

[1]庚午本及抄本案后皆记载："此册遗此篇，见孙雅斋本有此篇，在潘开瑞乃郎病案后，抄录补之。"

[2]殆（dài）：危险。如《孙子·谋攻》："知彼知己者百战不殆。"

[3]更（gēng）：轮流交替。

[4]颇（pō）：偏颇，不公正。

[5]丽（lì）：附着。如《易·离》："日月离乎天，百谷草木丽乎土。"

[6]王启元：即唐代医学家王冰，因号为启元子，故又名王启元。《古今医

统》等书记载，他在宝应年间（762～763年）任太仆令，亦名王太仆。长于医术和养生，曾整理注释《素问》，著成《补注黄帝内经素问》。相传《玄珠密语》《天元玉册》等书，亦王冰所作。

［7］真诠（quán）：真理。如《淮南子·兵略训》："发必中诠，言必合数。"

［8］附子理中：即附子理中汤。出自《太平惠民和剂局方》。由炮附子、人参、白术、炮姜、炙甘草组成。功能温阳祛寒。治脾胃虚寒而致的吐泻，腹痛，面色㿠白，手足不温及霍乱转筋等症。原方为丸剂，亦可作汤剂。

［9］人参养荣：即人参养荣汤。出自《太平惠民和剂局方》。由白芍、当归、橘皮、黄芪、肉桂、人参、白术、炙甘草、熟地黄、五味子、茯苓、远志、生姜、大枣等组成。治积劳虚损，四肢沉滞，少气心悸，小腹拘急，腰背强痛，咽干唇燥等症。

［10］金匮肾气：即金匮肾气丸，又名崔氏八味丸、肾气丸、八味丸、八味肾气丸、八味地黄丸、桂附八味丸、桂附地黄丸等。出自《金匮要略》。由干地黄、山药、山萸肉、泽泻、茯苓、牡丹皮、桂枝（近代多用肉桂）、炮附子等组成。功能温补肾阳。治肾阳不足，腰酸腿软，下身常冷，少腹拘急，小便不利或反多等症。

【评议】症有寒热虚实，脉分表里上下。如此阴阳不交、五脏俱病、虚实寒热并见之症，以指下所见，症脉合参，使其各有所归，井然若判，可谓丝丝入扣。本案肺脾之亏在阴，心肝之亏在阳，然其根本在于肾家阴阳失调，故治从王太仆法，以三方化裁而治愈。虽未出方药，但足以示人"治病必求其本"之经旨大法。

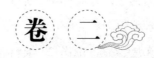

叙王骑前夫人病症治法并治验

王骑前之室产后八日，胁腹胀痛，医视之，败血未下也，用破血药，血下，不减。用通经丸[1]，前后六两许，下血数斗，痛渐止，而虚症蜂起矣。王有族弟知医，改用补药，不受，病日以剧。

王与余善[2]，乃延余往诊。其脉无力无神，左关微弦。病人面黄色，目下微肿，语几不能成声。

出谓。骑前曰：尊阃病属停饮，治不从水而从血，以致阴阳俱亏，气血欲尽，殆矣。今水邪犹在，血液徒伤奈何。

骑前曰：拙室病发产后，不闻患水，医亦未言及也。

余曰：医言及此则医矣。试入问之，胁下有水声否？

王乃入，少时出，曰：果有之。胁下微闻水声，不知病即此也。适室人细忆，正因彼时偶渴思饮，室中无人，遂饮冷茶碗许，卧而寐，醒即作疼。以产未几日，医又言为败血，故不复忆及此也。今闻君言，追想甚确，不知尚可攻下否？

予曰：补之不暇，何暇于攻？

王曰：补屡矣，徒增胀热，必不受也。目下室人畏补更甚于畏攻。

予曰：补亦有道，何可易言？夫尊阃之病，自发热、恶寒、头眩、心悸，以及腰酸、股软、怔忡、不寐之症俱备，虚亦极矣。而谷入不化，强食辄膜，脾胃虚弱尤臻其极。夫五谷气味，与脾胃正相得者也。相得者且不能运，岂能有力以运药？补之不受，职此之由，非补有误，失于峻也。此时用补，如养饿极将死之人，始以汤，继以粥，渐而硬饭，渐而肉食，积日加增，乃可徐起。若肠枯欲断之时，而骤以干糒[3]大脔[4]投其中，惟一饱而气绝耳，补可易言乎哉？

骑前称善。而谓其子曰：孔伯若用参，勿令尔母知也。

予曰：此时参尚不用，终有用时，迨有参、术，加至姜、附，病斯起矣，乃可议攻水。于是订方，用醒脾和胃之药。自三月至六月，往视二十余次，方屡更，参、术、桂、附俱备矣，病人犹未知也，而虚症俱退，步履渐健。

其子喜曰：母病将愈矣。

母曰：何知？

曰：孔伯言，用至附子，病斯起，今用之屡矣。

母讶曰：曾用参否？

曰：用已久。

曰：何以不热？

曰：附子之热，十倍于参，用附子不热，参乃热乎？

母乃喜。

至七月，予乃为之立攻水方。曰：此水积久，裹藏已深，层层脂膜，非峻药不能抉[5]而透之。用甘遂、黑丑、大黄、槟榔，领以牙皂，导以青皮，丸以炼蜜，嘱令少服，不知，乃渐加。始服七八丸，渐至二十余丸，水乃下。间二三日，再服再下。数次之后，水囊俱出，又呕出浊水一二斗，中带死血，点点如砂砾，犹前通经丸所伤未尽出者，而病人又渐虚矣，予乃为定补养方。会骑前赴试，药不果用，病人遂不能遽健，阅岁又产，犹时时现诸弱象云。

【校注】

［1］通经丸：中成药。由当归、桃仁、大黄、牡丹皮、肉桂、干漆、牛膝、红花、三棱、莪术等组成。治疗血阻滞，月经不调，少腹胀痛、午后发热等症。本方来自《验方汇辑》，亦名通经甘露丸。

［2］善（shàn）：友好、亲善。如《国策·秦策二》："齐楚之交善。"

［3］干糒（bèi）：即干粮。如《汉书·李广传》："大将军使长史持糒醪遗广。"

［4］大脔（luán）：即切成块的肉。如《聊斋志异·胡四姐》："置几上燔鸡咸麑肩各一，即抽刀子缕切为脔。"

［5］抉（jué）：抄本为"扶"，从庚午本。在此作"挑出""挖出"解。如

《史记·伍子胥列传》："抉吾眼悬吴东门之上，以观越寇之入灭吴也。"

【评议】产后停饮，误以败血治，屡用破血药，而致虚症蜂起，后改用补剂，但虚不受补。先生据脉直断，症属停饮，患者追忆乃饮冷茶而起，脉因相符，症亦豁然。产后胁腹胀疼，每多以败血论治，然须脉症合参，求因论治，不能一概而论，此案所举，为临床辨证论治中常见之弊端，不单为医者戒，亦可为病家戒。本案之所以虚不受补，患者畏参如虎，乃因停饮也属实邪，破血未及水邪之窠臼，先生本"当以温药和之"的原则，先议参、术、桂、附温中健脾，后以峻药攻逐，遂水下病除。血与水治本异途，攻与补亦应适其病机，此案泾渭分明，足以发人深省。

叙王骑前内亲满姓妇久病治验及产后致变之由

方予之往于王君家也，骑前谓予曰：室人之病，受赐多矣。昨内弟满，以妇病不育，托予求治，予惮[1]君烦，未遽许也。然距此密迩[2]，可奈何？

予曰：令亲病属何症？

曰：癥瘕。自闺中已有此病，今结缡[3]八载矣。

予曰：瘦损已甚否？

曰：室人常见，殊不为瘦。

予曰：是尚可治。乃偕往。

比至，骑前令面诊。脉涩不匀，色带青黄。曰：是真癥瘕，共有几处？月事犹顺乎？常发热否？

其姑曰：块共三，一在小腹，两在胁下；经行不顺，至则腹疼，间有闭时，惟热不常发，亦不常止，时轻时重，历年皆然。

予曰：此所以能至今日也，若常发大热则难言矣。然此病已自成疆域，阻碍气血在半通半塞之间，不去之，岂惟不育，终将为害。乃订方用破块活血之剂。

病家兼请清热。予曰：清热乃治阴虚之法，非破块之法也。夫阴虚之极，其热如炎如焚，不清阴何以复？此病虽云发热，而脉不数，热必不甚，特以病势内阻隧道，气血壅遏，故郁而为热耳。病去而气顺，热必自清。若于破逐药中，复加清凉之品，寒凝气结，反多稽留，病去终无时矣。病家唯唯。如方服数剂，块不动，再加之，块仍不动。予曰：此根深蒂固之病，非汤液所能窥也。易汤以丸，服月余病渐下，脉亦渐匀，病色则大退矣。盖自服药之后，饮食倍进故也。满私问予曰：病下皆白物何也？

予曰：古人论此，原有青、白、赤、黄之不同，名亦纷纷，以愚度之，结于血分者，色紫而间带赤黑，结于气分者，色白而间带青黄。此病惟结于气分，故不甚碍经脉。虽然，血分亦有之，以经行作疼且有闭时故也。特结在气分者，浅而易动，故先下；在血分者，深而难拔，故未开耳。

曰：近来经行亦顺矣。

予曰：若然，血分之积亦动，可更购一药，服之必大下。为指其处，购三服，病果大下，块减可三分之一。复购复服，间以前药，块日减削。

后两月余，予在王骑前家，满往问曰：室人自服药后，两次经行色正，且顺，今逾期矣，忽绝不至何也？

骑前曰：得毋孕乎？

曰：家人亦以为孕，有相似者。

予曰：若然，君太孟浪，此胎必坠，气血虚不能固也。然坠乃君福，不坠反害。

满讶曰：何也？

予曰：尊夫人之病，以予料之，不过才去其半耳，余者尚多，若坚结把持，牢不可动，将来胎成之后，转动不易，临产之时，出路多梗，是产难在所不免，一害也；若伤残不固，连者易断，日后胎形长大，势必撑离故处，儿出转折，亦将撞断系络，此时病随儿出，满腹受伤，必有血崩之危，二害也。具此二害，福乎！祸乎？然已至此，前丸药必不可用，再待月余，以观真假可也。满诺。

时十月下旬也。过岁见之，曰：真矣，丸药幸未再服，将来当何如？

予曰：吾为治之，至时相招未晚也。其后大产，果病随儿下，血溢不止，急招予。予在平阴[4]，觅人往请，被阻不得通，乃延他医。医见发热，曰：产后伤寒也。投以汗剂，遂加喘满。

比予自平阴返[5]，而其病已不可为矣。适遇骑前，谓之曰：此病不治，胡遽[6]至是，是治之适以误之也。

骑前曰：彼自急于育耳，治而育，复育而危命也，夫何尤？

呜乎！予不言，人固不及知也，其果命也欤哉！

【校注】

[1]惮（dàn）：怕，畏惧。如《汉书·东方朔传》："昔伯姬燔而诸侯惮。"

[2]密迩（ěr）：贴近。如《国语·鲁语下》："齐师退而后敢还，非以求远也，以鲁之密迩于齐，而又小国也。"

[3]结缡（lí）：系古时女子出嫁时所系的佩巾。古代女子出嫁，母亲把佩巾结在女儿身上，称为结缡。如《后汉书·马援传》："施衿结缡，申父母之戒。"后用为成婚的代称。

[4]平阴：庚午本为"阴平"，从抄本。

[5]比予自平阴返：庚午本为"比予反自阴平"，从抄本。

[6]胡遽（jù）：为何骤变。胡，何；遽，急、骤。

【评议】癥瘕余邪未尽，而急于求育，分析育后之危害，并详辨结于气分与血分之不同，属此案议论精辟处，有古人之未及处，读者应留心揣度。至于产后因误治而命危，虽系俗医之过，然未交代出产后治法，此系案中不足之处。

叙党应远令嫒积聚治验及后致变之由

党应远令嫒，病腹中有块，发热闭经，胁下膜疼，张君岭馨治之，病愈而块未尽。张去，遂止药，数月复发，块结满腹，膜疼尤甚，经复闭，兼之泄泻大作。复延张，张辞，改延他医，屡药罔效。

时予馆于曲阜，甫归，党即来请，乙卯七月朔三日也。辞不获，遂往视之。诊其脉，数大而空。予曰：此症阳邪太盛，真阴大亏，非重用阴药不可。

时有老医在坐，曰：泄泻已久，脾胃受伤，今已完谷不化矣。积块犹可缓图，若泄不速止，殆将不测。更用阴药，不且滋于泻乎？

予曰：向用何药？

曰：苓、术之属逾数斤矣。

予曰：苓、术数斤不效，可以知此病情，尚何阴药之足畏？经曰：阴在内，阳之守也；阳在外，阴之使也。此惟阴气亏损，阳邪乘虚而内，逼阴不能守，故上为膜胀，下为泄泻。完谷不化者，肠胃之中，有阳无阴，有动无静，故食入即下，不及变化，而遂出也。此时重用阴药，尤恐缓不能支，若用阳药，阴气竭矣，其能久乎？乃立方，用地黄、芍药、龟板、鳖甲为主治，辅以阿胶、麦冬之清润，佐以茯苓、芡实之淡涩，稍用清凉利气之品以防滞，一剂泻减，再剂泻止，膜亦不作，精神顿爽。

党乃喜曰：如此捷效，病易愈矣。

予曰：不然，积块未动，大热未清，愈正无期也。又数剂，热减食进，乃酌改前方，半减地黄，参以首乌，更加石斛，以清胃府之热。嘱令多服，遂赴曲阜。月余，党复往请，则泄泻又作矣。予至，诊其脉，数大而滑，沉部全不见空，而犹株守前方，日进一剂。予曰：此阴气已足，痰水泛动，故作泻，非阴药所宜也。盖此症虽云闭经，而腹中之块，多属痰饮结滞，以六脉沉取全无涩象故也。夫因痰饮而闭经，气血久已受病，其中离经有余之血，能有几何，混入痰饮之内，料亦不能独结成块。其所以久不通者，痰饮为之也。痰饮聚而经闭，经闭而热盛，热盛而泻作，此前日之病情也。养阴而热轻，热轻而泻止，泻止而阴复，阴复而痰饮日增，渐至溢而又泻，此今日之病情也。前药减地黄，参用首乌者，正恐其助痰生饮，宁可用阴药以止此日之泻乎？时前医犹在坐，闻之瞿然[1]。予乃用苓、半、枳、橘、芩、连之属，加大黄以利之，洞下痰水数升，次日泻顿止。前医喜曰：药随症变，识敏机圆，吾今服矣。予乃与酌用下法。曰：积块不去，何时病已？然不补，必不可下，过补，又将增热，其平调缓攻可乎？乃以甘淡和胃之品，调养数剂，攻下一次，至十月，腹中之块，右边全消，左边未甚动，遂交付前医，仍赴曲阜。月余复返于党，其医已辞去矣。余仍用前方治之，左边之块亦下，然身弱，时患风寒，屡瘥屡感，不能专治旧病也。

至丙辰二月，左边之块，仅余掌许未尽，软且薄矣。曲阜适又来接，予曰：此些许[2]之块，毋庸再下，元气一复，不能自留矣。会病者右胁作疼，予为书方而去。逾两月返，则病者之右胁乃痛也，几至不救，出脓汁斗许，始渐愈。

至五月，予往视之，病者已能起，饮食倍进，步履渐健，肌肉亦渐复矣。闻予至甚喜，瞿请诊视，尚复有病否？予曰：脉颇旺，犹带数象，两寸壅盛，得勿更肺痈乎？可预治之，有此症者，可以潜消，无亦无害也。遂用银花、菊花等清解上焦之药，令多服数剂。胸腹、脊背遍出斑疹，紫黑错杂，而心中爽泰，举家喜曰：幸早服药，不然必又生痈矣。方庆更生，未逾月而疮疖之患起，自膝以下三。延外科视之，疗也，治疗方愈，头面又起，为疗三，疖四五，小疮无数，治之皆愈，余一疖矣。适闻回人沙[3]，外科高手也，延使治之，比至，出针阔寸许，病人方惧，针已骤下，适破疖边，并及好肉，出血数斗，犹流不止，面色皮肉一夜尽枯，飞舆[4]招予，而脉已不可为矣。予为惨然，遂辞归。后三日竟以血枯殁，时七月上旬也。

噫！此病之可死三，而皆不死，至定不死矣，而又以不死症死，命也欤？抑医之鲁莽为之耶？

【校注】

[1] 瞿（jù）然：惊顾貌。如《诗·齐风·东方未明》："折柳樊圃，狂夫瞿瞿。"

[2] 许：庚午本为"须"字，从抄本。

[3] 适闻回人沙：听说有一回族沙姓者。

[4] 飞舆（yú）：舆，本谓车厢，因即指车，又转义为轿子。飞舆，形容车来如飞。

【评议】同一止泻，而忽用阴药，忽用阳药，两番议论，十分精湛，可谓识敏机圆。阅之，令人心开目朗。至后来之变，乃因出于鲁莽之手。三死之症而不死，不死之症而致死，皆出良、庸反手之间，良可叹也。

议郎姓妇产后脂瘕病并治验

故佃郎姓之妻，为其子妇求治。曰：媳年二十，新产月余，忽发热，小腹硬疼，一块条长粗过于臂，横卧阴股，痛如囊锥，手不可触，行坐俱废。白脓点滴，自小便注下，日夜呼号，求赐怜拯。

问能饮食否？

曰：连数日不能进矣。

问二便何如？

曰：俱卧而下，不敢蹲立故也。

问产后曾病否？

曰：小病数日，已用药得愈，此病出月乃发，发辄痛，日甚一日。

予为踌思。问汝媳旧曾有病否？

曰：未嫁前曾闻有积聚，娶后渐胖壮，至今亦不大瘦。

予曰：是矣。乃为立案书方曰：此厥阴肝经与任脉之症也。盖足厥阴由内股入阴中，上抵小腹；任脉起关元，主胞胎，下抵阴器。经曰：任脉为病，男子内结七疝，女人带下瘕聚。又曰：足厥阴之病，妇人小腹肿，男子（㿗）疝[1]。此病在男为疝，在女为瘕。裹大脓血，在肠胃之外，宜桃仁承气[2]下之，然非引经药引入两经不可。但恐新产之后，气血虚弱，不任频攻，服一二[3]剂，再为斟酌可也。

既立案，适有客至，见之曰：病发产后，安知非败血未尽，稽留作楚，而云旧病乎？

曰：若系败血，产后一月之中，久已作痛发热矣，何待安然三十余日，乃骤发大疼，且白脓自何而来，败血岂能复化？此必脓血俱有，特血结而难出，脓溃而易流，故点滴下注。究之其所谓脓者，非脓，乃脂也，即千金所谓脂瘕也，不应作败血治。即系败血，桃仁承气亦不误。

曰：乌有癥瘕在腹，而能胎孕者。

曰：多矣。亦顾其病之轻重，人之强弱何如耳。若结聚适在胞宫，经且将不流，安能复再育？或不在胞宫，而结聚深重，周身气血，尽将阻闭而为病，其人日益瘦损，亦无生子之理。若邪聚本浅，其人又壮，则所伤不过一二经，久之，而结者自结，行之自行，并此一二经之气血，亦曲流旁折而归于正经，是病已自成窠囊，不能肆行阻碍，何为不孕？

曰：若然，则未孕之先，正旺邪当自退，此病何以不下？临产之时，胎下路亦甚顺，此病何又不下？迟至月余何也？

予曰：未孕之先，正自正，邪自邪，各不相干，又无药以驱之，病何由下？临产之时，胞宫开张，只有儿出之一路，重墙复壁隔病于外，又何由下？其迟至月余者，谅亦本非定期，大约受孕之后，胎形日大，病为所挤，不能不动，渐渐离其窠囊，渐渐伤其根蒂，特有余地自存，旁络未断，故牵连未遽下耳，及出月以后，气血充足，离窠之病，不能复归故处，而脏腑膈膜之外，气血流畅，转运充沛，又不容余孽偏安，故下抵小腹，横卧阴股间也。若不速为驱逐，痛不能食，能延几日？故必用疏排之药，使坚者溃，软者流，乃可寻络入隙，透入肠胃，自寻出入。非矜奇炫异[4]，而为孟浪之治也。

逾二日，郎姓异其妇来曰：药服二剂，病大减轻，饮食亦进，求一诊视，尚可再下否？

予诊其脉，沉部不弱不滞，浮部尚觉盛大。曰：此病尚有外感，前日为何不言？因问小腹之块尚存乎？

曰：较前为小，存者尚多。

问泻几次？

曰：五六次，血块白脓与粪俱下。

问汝始发热时，曾头疼、身疼否？曾作渴否？

曰：不甚作疼，惟小腹疼甚，前日亦渴，今不渴矣。

予曰：此其外感也轻，故不甚觉，又兼小腹疼甚，何暇顾及头身？今块虽未尽，而脉无滞机，无弱象。无根之病，不现于诊，正气未虚，犹堪再下，驱之易为力矣。惟外感尚在，切不可忽，若肆行推荡，外邪入里，生死转不可知。

遂仿佛大柴胡[5]立方，佐以导滞之品。曰：此药平稳，多服数剂，倘不放，异日再来。其后数日不至，闻已全愈矣。

【校注】

［1］（癀）疝：病名。出自《灵枢·经脉》等篇。指寒邪侵犯肝、胃二经，内蓄瘀血而致小腹部拘急疼痛，牵引睾丸，或下腹部有包块，内裹脓血，治宜散寒行气化瘀。

［2］桃仁承气：即桃核承气汤。出自《伤寒论》。由桃仁、大黄、桂枝、炙甘草、芒硝组成。功能破血下瘀。治下焦蓄血，小腹拘急胀满，大便色黑，小便自利，谵语烦渴，至夜发热，其人如狂等症。

［3］一二：抄本为"三"，从庚午本。

［4］矜（jīn）奇炫异：标新立异、夸耀自己之意。矜，自以为贤能。

［5］大柴胡：即大柴胡汤，出自《伤寒论》。由柴胡、枳实、生姜、黄芩、白芍、半夏、大枣、大黄组成。功能和解少阳，泻下热结。治少阳邪热未解，阳明里热壅盛，症见往来寒热，胸闷呕恶，郁郁微烦，心下痞硬，下利不畅等症。

【评议】 未见病人，仅凭代叙，直断厥阴、任脉之为病。言本经旨，说来确凿如见。借客之问，详阐脂瘕复孕之理，议论精辟，亦属发前人之未发。

舍脉从症偶记数条

凭脉断症，理也。然脉有不足凭者，有无脉可辨者，消息于形症之中，亦可以立治。有朱氏妇病肿，自顶及踵[1]无不甚。目不能开，手不能握，股不能曲。

诊其脉，臂坚如石，毫不可得。予曰：病甚矣。得自何时？起于何因？小便尚通乎？日饮食几何？

有姬[2]代答曰：病近一载，因小产后与夫口角[3]，稍受挫折，血脉遂闭，后乃渐病，又久而肿，又久而甚。今饮食犹能少进，小便甚无多也。

予曰：此因经闭，而后积水作肿，治在血分。重与通经破血之药，下如胶漆者一二升，小便遂大利。月余，肿尽消。次年，复育一子。

又有男子自旁村舁来就诊，问其症，极似热病，亦未几日，诊之六脉全无。予曰：据汝言，少阳、阳明合病也。势虽重，不应闭脉。谓危极而脉已绝，然自门及堂数十步，汝不应能行，行亦不应能至，至亦不应能坐，且言有条理，非将死之人也。予为汝立方，倘不愈，勿咎药。书方与之，服一剂，已大汗愈矣。

壬子夏，予适过从弟居，其居去予居颇远，不时至也，见医在客舍，问谁病？弟之长女也。医与予善，问病何如？脉症云何？医曰：阴虚发热，脉甚细弱，目下无害也，久恐为累。予曰：容予视之。入而诊，果如医言。然形色充润，起坐如常也。予谓侄女曰：汝病几时矣？饮食何如？发热亦有时轻重否？曰：连月来闷不能食，倦怠无力，渐渐发热，亦无轻时。予曰：据汝脉，当不能起床矣，岂止无力？无力之故，当由于不能食；不能食之故，必由于内有停滞，而发热非阴虚为之也。此病从形色断，不当作阴虚症治。从弟疑曰：停滞不现于脉乎？又闻近来经血绝少，何也？予曰：惟此不现，乃能误人，脉之细弱，经之短少，皆不能食之故，甚勿庸养阴为也。遂为立消[4]积导滞之方，服二剂，果泻下积聚而愈。

从弟之妇，病数年矣，脉甚弱，服药皆用补，腹中亦有积块，弗敢动也。后又停饮作痛，水声漉漉，小便短少。予为其脉弱也，不用峻剂，除参、苓、枳、术外，加泽泻、车前之属，水不下，少加大黄，亦不下，再加之，仍又不下，而脉转起矣。予曰：此脉为病锢[5]，真气不达于寸口，非本弱也，攻之可无恐。乃制控涎丹[6]，加葶苈、车前，丸以炼蜜，服钱许，满腹皆水，泻下斗余。补养数日，再服再泻，计二十日间，泻下四次，下水无算，腹中之水犹未尽，而积块则软小矣，六脉神气亦不衰。乃嘱从弟向藜治之。向藜较予谨细，必能愈此症。然亦可见向之弱脉，不甚足凭矣。或曰：无脉可以意治，有脉又不足凭，然则脉可不论乎？予曰：不可。凭脉者常也，舍脉者变也。

【校注】

[1] 踵（zhǒng）：即脚后跟。如《晏子春秋·内杂下》："比肩继踵而在，何为无人？"

[2] 妪（yù）：即妇人，多指老妇。如《聊斋志异·赵城虎》："赵城妪，

年七十余，止一子。"

[3]口角：庚午本为"角口"，从抄本。口角，即争吵之意。如《红楼梦》第二十九回："如此'两假相逢，终有一真'，其间琐琐碎碎，难保不有口角之事。"

[4]消：庚午本为"稍"，从抄本。

[5]锢（gù）：同"痼"，指经久难愈的疾病，如《汉书·贾谊传》"失今不治，必为痼疾。"

[6]控涎丹：方出《三因极一病证方论》，又名子龙丸、妙应丹。由甘遂、大戟、白芥子组成。功能祛痰逐饮。治痰饮伏在胸膈上下，忽然颈项、胸背、腰胯隐痛不可忍，筋骨牵引作痛，走而不定，或手足冷痹，或头痛不可忍，或神志昏倦多睡，或饮食无味，痰唾稠黏，夜间喉中痰鸣，多流涎唾等症。

【评议】人有胖瘦，天有四时，病有轻重，很多因素可以影响脉象的变化。症脉相符者，谓其常，症脉不符者，谓其变。临症须四诊合参，知常达变，不可执一而断。此所举四案，皆为舍脉从症病例，然各有其因，是临床经常遇到的症脉不符病种，均舍脉从症而治愈。若单凭脉象而用药，往往导致不良后果，应引以为戒。

温症夹痧并痧症忌食类记数则

壬子之春，温病颇多，间有夹痧[1]者，症亦温症，脉亦温脉也，而各症之中颇有异，治少缓，则不救，予初未之知也。

于近村遇一人，病甫起，脉症皆温，惟胁下痛甚，以温法[2]治之，一药遂愈。次日，饮冷水，病复作，仍用前药，殊不复[3]效，越日死矣。

又遇一人，病甫起，脉症皆温，惟心下痛甚，以温法治之不效，三日遂死。

又遇一妇人，病甫起，脉症皆温，胁下痛尤甚，予踌思无法，不复治，亦三日死。

其后又有病者，介满君灿章以求予，比诊视，脉症亦温也，而头痛特甚。予曰：此症予未得法，不能治也。病者之父，年八十矣，止此子，跪而哭求，予不

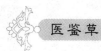

能辞，心甚急，忽思曰：岂夹痧乎？仍用温法，加荜茇、雄黄、川椒，引以藁本、羌活之属，一剂遂霍然愈。

是后凡遇温症，其中有结疼独甚、迥异寻常者，即于治温药中，加入痧药，引至其处，无不随手奏效。间有温病未即解，而结疼之处无不解者，再治其温，亦无不愈。乃知前三人亦皆可生之症，以辨未精切，用法不圆，遂听其宛转[4]哀呼，以至于死。惜哉！

或曰：温症夹痧，古人谅有论之者，亦必著有治法，子岂未之闻耶？

曰：有。仲景著金匮，有阴阳毒症，其书云：阳毒之为病，面赤斑斑如锦纹，咽喉痛，唾脓血；阴毒之为病，面目青，身疼如被杖，咽喉痛。皆五日可治，七日不可治。以其方有雄黄、蜀椒、升麻、鳖甲等，注者谓即痧症也。后世论痧尤详，渐至专成一书。其叙症有大满、大胀、心腹绞痛、呕吐、泄泻、肢冷、甲青等说，然至混入温中，疼结一处，而其症亦温中所有之症，其疼独异于温中诸处之疼，则予未见此说也。故存此以志予见闻之陋。

予又尝闻乡先达[5]云：南方瘴气[6]盛，痧症尤多，病者切勿食，服药即愈之，后三日乃食，早则病复发。

予尝一日治二妇人，皆暴病，呕吐、膜疼、胀满、昏不知人，渐就死矣，投以痧药皆愈。其愈之夜，皆思食，皆食粥二碗，食后皆复病，皆于鸡鸣之后死。乃知老成阅历，片语胜于药石，真可补古人之未备也。并存此以告世之卫生者。

【校注】

[1] 痧（shā）：概念有二。一为病症名，又名"痧胀"，见《痧胀玉衡》。指夏秋间，因感受风寒暑湿之气，或因感受疫气、秽浊，症见寒热，头、胸、腹或闷或胀或痛，或神昏，或喉痛，或上吐下泻，或腰如带束，或指甲青黑，或手足直硬、麻木等一类病症。又分痧箭、痧块、暑痧、瘟痧、斑痧、乌痧、红痧、搅肠痧、抽筋痧、吊脚痧、疫痧等。二为证名，指皮肤出现红点如粟，以指循皮肤，稍有阻碍的疹点。清·邵新甫在《临证指南医案》按语中说："痧者，疹之通称，有头粒如粟"即是。

[2] 温法：抄本为"清温法"，从庚午本。

[3]复：庚午本为"腹"，从抄本。

　　[4]宛转：在此作"展转"解，如《楚辞·哀时命》："愁修夜而宛转兮。"王逸注："言已心忧，宛转而不能卧。"

　　[5]先达：旧时称有地位、有声望的先辈为先达。如《南史·褚玠传》："玠早有令誉，先达多以才器许之。"

　　[6]瘴（zhàng）气：古病名。指感受湿热杂毒所致疫疬的一种，见《肘后备急方》。

【评议】温症夹痧并痧症忌食的经验心得，皆从临床实践中得来。对治疗失败的病例，作者毫不掩饰，如实写来，后从仲景治阴阳毒用升麻鳖甲汤，悟出治法，也属发皇古义。作者的实事求是、虚心好学的精神，从此案中可见一斑，值得称道。

议某氏妇奇症并治验

　　妪某氏，凌晨[1]叩门，为其女求治，意甚仓皇[2]。

　　予问病者何以不来？

　　曰：不能移动。

　　问何病？病自几时？

　　曰：下体肿疼才三日耳，而重特甚。

　　问其详？

　　曰：言之殊惭，亦不得不言。此女素本无病，适人[3]未久，三日前，自其夫家来归，亦甚欢愉，及晚稍觉腹中热疼，次日，阴股已肿，阴中有物外撑，痛乃甚。小便不利，通宵无片刻安。至昨日，阴中之物突出三四寸，赤红粗大，上带锋刺，触之疼彻心腑，不惟小便不能涓滴，并肛门撑阻，大便亦不能下。而其物且方长未艾[4]。目下惟支股卧榻上，哭求速死，不知尚可治否？

　　予曰：但痛亦不至死，小便不通，胡[5]可久也。吾为立二方，一以饮，一以洗，或尚可瘳，然效与不效，明日必来回信。

亲朋骇曰：此为何病？君敢慨立二方。

予曰：病名予所不识，然其理可意断也。经曰：诸痛疮疡，暴病暴肿，皆属于火。刘守真[6]曰：五志过极皆为火。此必五志之火郁于内，而少年新婚，又有以触之，故其火不炎而上焚，反吸而下就。夫火性极速，其发也暴，故三日而病至此极也。且病之似此者三：曰阴挺[7]，曰阴菌[8]，曰阴痔[9]。其为症多属产后虚劳，中气陷下之故，而总不闻其肿疼，亦必不至于阻便。今新婚未产，何至于虚？平日无病，气必不陷，不作火治，此外尚有他途乎？予但为之清火，保无舛错[10]。

曰：风湿中无此症乎？

曰：风之为性也动，必[11]不骤结于一处；湿之着人也迟，必不猝发于一朝。惟心包之火，可下[12]注于膀胱，而肝家之雷火，肾家之龙火，地近壤接，声应气求，势必翕然归一，并起为害，斯其所以沸腾气血，鼓荡肌肉，以至肿劲而突出也。兹用丹皮、连翘清心包之火，佐之以龙胆，臣之以知、柏，凉之以地黄，和之以芍药，而又用车前子、牛膝导引直下，火势即不清，能不衰减乎？洗法特属末事，无足道也。

次早，前妪至，讯之，突出之物果消归乌有，痛亦顿止，惟阴股尚余微肿。问药可再服否？予曰：分量过重，减半服之可也。及服半剂，病遂全愈。

【校注】

[1] 凌（líng）晨：天快亮的时候。如白居易《宿西林寺早赴东林满上人之会》诗："薄暮萧条投寺宿，凌晨清净与僧期。"

[2] 仓皇：慌张。如韩愈《祭女挐女文》："仓皇分散，使汝惊忧。"亦作"仓黄""苍黄"。

[3] 适人：古代称女子出嫁为适人。《仪礼·丧服》："子嫁反在父之室。"郑玄注："凡女行于大夫以上曰嫁，行于士庶人曰适人。"

[4] 未艾：未停止。艾，停止。

[5] 胡：何。如《诗·邶风·式微》："胡不归？"

[6] 刘守真：即刘完素，约 1120～1200 年。金代著名医学家，为金元四大

家之一。

　　〔7〕阴挺：病名。妇科常见病之一，相当于子宫脱垂、阴道壁膨出等病。

　　〔8〕阴菌：病名。同阴挺。《景岳全书·妇人规》："阴挺如菌者。……谓之阴菌。"菌，状如蘑菇。

　　〔9〕阴痔：病名。见《证治准绳》。清《坤宁集》："凡九窍有肉突出，皆名为痔。妇人阴中突肉名阴痔。"

　　〔10〕舛（chán）错：差错、错乱。如司马贞《史记索隐序》："初欲改更舛错，禅补疏遗。"

　　〔11〕必：庚午本为"心"字，从抄本。

　　〔12〕下：庚午本为"不"字，从抄本。

　　【评议】辨证必本于理，理明方能法合，有法才能立方。理明、法合、方对、药当，才能取得好的疗效。此案为一新婚青年妇女，起病暴急，阴中有肿物突出，疼痛难忍，阻碍二便，其症颇奇。作者未见病人，也未指出病名，然据理断为火症，据经旨阐发"五志化火"的古义，用清心、肝经火之药，而收桴鼓之效。由此可见，辨证论治必须以理论作指导，不能单凭经验，否则，对未经历之病症，就无从着手治疗。

议金明府病并详治验

　　明府娴[1]于吏治[2]，严明善断，而于岐黄一道，懵[3]如也。病则以身委医，死生以之。莅[4]滕之日，病已久，以为劳惫所致也。医以参、术、桂、附等投之，精神少振，遂以桂、附为命，久而便血。又久而燥结不通，更医，用大黄数剂，而后得利，稍觉宽快，即以大黄为命。又数剂，不能支矣，更医，用地黄，稍稍能起，又以地黄为命，日用二两，二年不辍。而向之得效者，又增剧矣，乃谢病归，又恐不能及故里，嘱办后事。

　　延予诊之，投以宽胸利气之剂，一药而病减大半。次日，快甚，谆嘱再用前药，余不可。更定一方，次日再为增减，始嘱令多服几剂。而明府总以后方不如前方之效，谆谆以前方为言。予恐其不知快利之伤气也，归复以字投之。

曰：周身之气，皆司于肺，而胸为气海，肺之部分也。故凡气病未有不关于肺者。父台病胸中膜满胀塞，气不下降，此正肺家本病。按之则入于小腹，得泄气而膜胀少缓者，肺与大肠相表里故也。此症若系初发，数剂可以痊愈。今病已积久，寸口脉细，肺之正气虚矣；浮取之，弦中带涩结之象，病之根蒂深矣。犹幸两关尺沉取冲和，真阴尚未受伤，但欲化此弦中带结之脉，则非一朝一夕所能奏功。经曰：肺痹者，烦满喘而呕。又曰：咳嗽上气，厥在胸中，过在手阳明、太阴。厥在胸中，即气聚于上而不下也。可知此症本属肺痹，由风寒入肺，鼓聚痰涎，蔽塞正气，久而气与之合，痰为之翼，少遇风寒，辄里应外合，齐起为害，此父台之所以受困日深也。前用降气利痰之剂，辄觉胸膈宽快者，剪厥党羽，其势不得不戢[5]，然根本未拔，少遇风寒，便炎炎[6]有欲炽之势。为今之计，利气豁痰，尤当长养胸中阳气。夫寒为阴邪，痹为阴病，弦滞涩结，亦阴脉，阴而养之以阳，何痼疾之不可愈乎？故借取《金匮》立方：半夏、橘红以开痰也；枳实、郁金、苏子、旋覆以降气也；白芍养阴和营，防利气之药或过而伤真阴；白蔻温胃散寒，防开降之品或峻而伤脾阳；惟用薤白、桂枝二味为主治，借彼纯阳之性，温养胸中阳气，以退肺家之痹，较之古方，未免迂折，然以子民治父母[7]之疾，慎重周详，惟恐不至，敢以偏师[8]取胜乎？

昨面禀未及尽谈，故附此再渎[9]，并祈[10]商之众高明，以为异日用药加减之一助。明府见字，遂依方服至二十余剂，病痊愈。

【校注】

[1] 娴（xián）：熟练之意。如《史记·屈原贾生列传》："娴于辞令。"

[2] 吏治：旧谓官吏治事的成绩。如《汉书·宣帝纪》："具知闾里奸邪，吏治得失。"

[3] 懵（méng）；无知貌。如白居易《与九元书》："其他懵然无知。"

[4] 莅（lì）："莅"的异体字。到，临的意思。如《仪礼·士冠礼》："吾子将莅之。"

[5] 戢（jí）：收敛。如《左传·襄公二十四年》："兵不戢，必取其族。"

［6］岌岌（jí）：很危险的样子。如岌岌可危。如《汉书·韦贤传》："弥弥其失，岌岌其国。"

［7］父母：指父母官。旧时对州县官的谀称，约始于宋。如王禹偁《赠浚仪朱学士》诗："西垣久望神仙侣，北部休夸父母官。"

［8］偏师：指全军的一部分，以别于主力。如《左传·宣公十二年》："彘子以偏师陷。"

［9］渎（dū）：尽职。

［10］祈（qí）：向人请求之意。

【评议】谈病固是透彻，制方别具匠心，故数十年之病，不旋踵而获瘳也。第思明府久病，更医定然不少，其中何无一识病者？医道陵夷（在此作"衰颓"解），岂举世尽然耶？（原按）

议金明府如夫人病并治验

予治金明府之病既获效，明府曰：小妾有经脉之病，遍用活血理气，及养血之药，皆不效，并请一诊。

予曰：闭乎？

曰：仅而未闭，但甚少且滞。

予曰：若然，必甚瘦损。

曰：不瘦，犹大胖也。

予甚疑，乃入诊。见腕肉充盛，而脉则浑如无有，推寻良久，依稀[1]可辨，乃缓脉也。

予曰：此为湿症，非经病也。向曾有人言及否？

公曰：从未。君何以辨之？

予曰：辨之以脉，然必有外症。亦曾有饮多便少、腿足肿胀、身体沉重及呕吐痰水等症乎？

公曰：湿痰是常吐，日饮甚多，小便甚少，然常作渴，苦口干，不闻湿也。

大便亦干燥难出，不独小便短也，医皆谓火气熏灼所致。至腿足向来不闻肿胀，身体则沉重，转侧不能，发亦不能自理，渠[2]自疑为胖所累，吾亦谓然，岂此为湿病乎？果系湿病，亦尚可愈乎？

予曰：何不可愈，然非数月不能也，亦必须大药。缘此病中之已久，内脏腑，外皮肤，上下顶踵，无非湿气盘踞，岂寻常小剂所能窥犯。

公惊曰：大药云何？予曰：药多煎多，每剂分三服，服必一碗，日尽一剂。

公笑曰：此渠所能。乃出家人，进方纸。公叱曰：持去！易大纸来。

予曰：大纸何为？

公曰：君言用大药。

予笑曰：大药不须大纸也。

噫！公凡事聪察，而于此道冒昧[3]若此，向来朝凉暮热，任医颠倒，何所不至哉？予将立方，转念此症非公所解，若不辨明，疑团必不能释，用药亦将不顺。乃为书案曰：此病六脉沉缓，缓为湿脉，医之所知，而向来不作湿治者，一误于经少而行滞，再误于口干而作渴、大便燥涩；而又问症不详，研理不精，不思饮多便少，水从何消？肢体重滞，病自何来？此治之所以日谬，而病之所以日深也。夫平人之常，饮多便亦多，饮少便亦少，其中虽有阴脏、阳脏，消水、不消水之殊，而出入多寡之数，必不至甚相悬绝。以水入于胃，精气输肺家，浊者转膀胱，不容留，亦必不能留也。若饮多便少，腹中必有停留矣，试问此停留之水，终归何所？此不偏结于一处，为痰饮，为悬饮，必将入渗于经络，为溢饮，为支饮。

夫痰饮、悬饮，犹属聚而不散，溢饮、支饮，则将散而不聚，其势无所不达矣，此湿病所由成也。湿病成，则经血因之而病矣。所以然者，妇女之经，皆有余之血也。湿气充乎周身，气血皆从湿化，其余之血，能有几何？痰涎锢蔽，经隧阻碍，其下行安得不滞？此时不从湿立治，而日用活血补血之药，血药润腻，适以增湿，湿日增而血日少，其行亦日滞，调经之卒于无功，而反以重病者，此也。由是湿病日重，湿症亦愈多矣。

呕水、吐痰，湿也；口干作渴，亦湿之为；溏泄不尽，湿也；大便燥涩，亦湿之为，何也？上焦之津液，由胃而上行者也。下焦之津液，由胃而下注者也。

水气由胃渗入经络，日渗日顺，则胃中之津液亦皆随之而渗入，上无以润胸喉，口安得不干？渴安得不作？下无以润大、小肠，粪安得不燥？便安得不涩？故此二症者，形同于燥，因出于湿，阴极似阳，理之固然。医不察此，以为火热熏灼之所致，其亦不达于理矣。且独不思肢体重滞之何以致此乎？

今天下肥人不少，富贵或偏于安逸，贫贱不废其勤劳，若尽身不能转，腰股重坠而难运，发不能理，臂腕强直而难屈，则富贵几无生趣，贫贱全无生理矣，有是说乎？故肢体之重滞，非胖之累也，正湿之害也。盖由痰液充塞，肌肉偾张[4]，气运不灵，血流不畅，膜胀阻碍，以至此极。是明明一身之内，不容气血之运用，全被湿气所把持，腿足虽不肿胀，而湿邪久已注满，较之肿胀之外现者，同一累也，非湿盛之极，何以至此？以故为今之计，但当以全力祛湿，更不以余药调经，湿不除，经固不可调。湿果除，经亦不待调也。

盖此症若是经病，六年之内，久已发热，久已瘦损，今日不知何如矣。惟病在湿，而不在经，是以湿气外溢，而甚似乎胖，经行内阻，而不至于绝。但使湿邪尽去，脉道无梗，气流血畅，有何不调？经调，而其余诸症，无不克期[5]就痊也。病有治本而末自痊，此之谓也。

案出，公阅良久，曰：君谈理明晰，有源有委，予虽不解此事，阅之亦觉爽然。急请方。乃书：用生白术四两，制半夏二两，枳实、橘皮、萆[6]薢、泽泻各两半，服一剂。

次日，公曰：病大愈矣。

予曰：何以见之？

曰：向者转身以人，登阶以人，梳发以人，今皆自能之，非愈乎？

予曰：此不为愈。俟小便大利，溺倍于饮，斯为愈耳。

逾十日，复招予往，则病退十之七八，脉大利矣。予惊曰：何愈之速？向期数月，今勿庸矣。问之，盖不惟小便利，大便亦利，下痰甚多，干渴诸症俱退矣。乃半减前药，加茯苓、芡实一二味，服十余剂，湿气遂竭，经行亦顺。

【校注】

[1] 依稀：仿佛。如赵嘏《江楼旧感》诗："同来望月人何处？风景依稀似

去年。"

[2] 渠：他。如《三国志·吴志·赵达传》："女婿昨来，必是渠所窃。"

[3] 冒昧：犹言莽撞。即言行轻率的意思。如戴侗《六书故·工事七》："冢冒直前者为冒昧。"

[4] 偾（fèn）张：在此作"兴张"解，有充盈之义。

[5] 克期：庚午本为"先期"，从抄本。克期，即约定或限定的日期。如《后汉书·钟离意传》："意遂于道解徒桎梏，恣所欲过，与克期俱至，无或违者。"

[6] 草：庚午本为"草"字，今改之。

【评议】本为痰湿为患，而误以血证治，故久治不愈。先生从脉缓、体丰肥、饮多溺少、身体沉重等主症，直断为湿症。本《内经》水湿代谢脾、肺、肾三经运化之理，兼叙痰饮、悬饮、溢饮、支饮之病机。对本症与标症的出现原因，分析透彻入微，且各有所本，使人读后泾渭分明，主次井然。本案不仅议论精辟，用药也属有胆有识，重用白术、半夏健脾燥湿，枳实、橘皮以理气，萆薢、泽泻以利湿，药仅六味，力专效宏，六年之痼疾，数剂之后，竟豁然而愈。可见，"治病必求于本"，岂庸本末倒置，应作医者之明鉴。

议王协中病并治验及后致变之由

王贡生[1]协中，体素肥，饮啖[2]俱健。乙丑病肿，延予往视，时治疗已月余矣。病甚剧，足不能履[3]，腿不能步，身不能俯，臂不能曲，皆肿致也。兼之膜胀喘促，两目俱赤。诊其脉，洪缓而近数，盖湿盛挟热之症。检视前方，或治湿而助热，或治热而增湿，或理气以消胀，或竟养阴以清热。时予将有曲阜之行，忧其误治，而又不便明言。

乃议曰：此症因湿作肿，人人皆知，湿中挟热，亦人人所知。然病以人殊，药随症变，其中治法，亦有数戒，犯之则病益增重，决无生理矣。

盖凡诸湿肿胀，多起脾胃之虚弱。而此病之起，偏于脾弱而胃强，惟胃气强旺，酒肉过进，积而生湿，脾始受伤，而健运之职弱也。脾弱不运，胃强独纳，由是饮食尽化痰涎，上填胸膈，肺金之治节不行；下壅膀胱，州都之气化不利，此湿瘀热郁，肿胀之所由起也。

设使治此症者，治湿而不知清热，则必恣用燥药，夫燥药性阳，祛湿而亦能生热者也。热而益之以热，痰涎之流动者，势将日燥日结，渐成不解之患矣，此其不可一也；又或治此症者，清热而不急于去湿，则必恣用凉药。夫凉药性阴，清热而实能助湿。湿得湿助，痰涎之充盛者，势将聚而更瘀，瘀而上泛，为吐为呕，在所不免，此其不可二也；又或湿热不攘[4]，先图消胀，以缓目前之急，则必从事理气，夫痰涎阻隔，气道方梗，纵使理之而气行，则未知其所行之气，遂能斩关夺隘、直辟蚕丛乎，抑犹有格而不通者乎？若果格而不通，则攻冲扰乱，反以助其膜也，此其不可三也；又或湿热不尽，预谋培根以为后日之图，则必兼事乎养阴。夫痰涎充斥，阴邪方盛，纵使养之而阴生，未知所生者，肾中无形之真气乎，抑肠胃中有形之浊痰乎？使其生者，为浊痰，则旁流漫溢，愈以增其肿矣，此其不可四也。

具其四戒，此病胡可易言？依愚所见，总以利小便为正治，其次莫如汗。经云：开鬼门，洁净腑。此不易之良规也。特喘促方甚，汗恐有害，而此时之小便，又万万不能遽利，以痰涎锢蔽，气化难通故也。夫病之起也，因痰而后聚水，痰水聚而肿胀以成，则病之去也，逐水必先利痰，痰水去而肿胀自消，何事他求？

案出，时有老医在坐，曰：痰水何以能去？去之得勿犯戒乎？

予曰：前言四戒，惟养阴一法，适与病反，断乎不可。其余三戒，酌轻重而兼用之，全不为害。盖专用之则有弊，兼用之则无弊故也。前言为防偏执，不得不然，若因噎废食，岂通人之见哉？乃订方：主以白术、茯苓；臣以半夏、橘、枳；佐以芩、连，恐燥热之上犯；使以萆薢，引浊湿以下达；而又用泽泻、猪苓为向导，重逾十两，日尽一剂。

老医又曰：萆薢性过热。

予不答。于方外开大黄一两，而谓其子文学曰：尊公湿热虽盛，痰多水少，水可由小便导去，痰不能也。此方间四、五剂，必用大黄一次，从大便泻下其痰，痰下，小便愈利，病乃可为矣。

予遂赴曲阜，逾两月返，王公肿已全消，饮食健进。惟自膝下消未尽耳，盖前方已尽五十余剂矣。予乃为更定一方，服之，病良已。日行场圃，能去杖矣。以前病时祷神，许演戏？酧[5]敬，亲友毕贺，三日之内，不胜勤劳，腿足复肿。而予又赴曲，乃专心候予，月余，病复如前。

比予至诊之，脉已散漫无神，不可为矣。乃郎谆恳再治，予曰：病虽剧，胃气尚健，能传药力，周流上下，是以渐次就痊。及病退之后，胃气已弱，培补未施，困以油腻，旧病复作，耗损弥甚，今虽再用前药，亦不效矣。书方与之，遂辞归。后十余日，竟以此病殁。

【校注】

[1] 贡（gòng）生：为明、清两代科举制度中，由府、州、县学推荐到京师国子监学习的人。

[2] 饮啖（dàn）：即饮食之意。

[3] 履（lǚ）：在此作"着鞋"解。如《史记·留侯世家》："父曰：'履我'。良业为取履，因长跪履之。"

[4] 攘（rǎng）：排除。如《楚辞·七谏·沉江》："正臣端其操行兮，反离谤而见攘。"

[5] 酧：为"酬"的异体字。

【评议】本案为痰湿致肿，且湿中挟热，起自脾弱胃强，酒肉过进。因痰、湿、肿、胀、瘀、热等诸多矛盾，治此碍彼，各有偏颇，故条条立戒，指明定法，及其宜与不宜。阐明病以人殊，药随症变，不可执一而论。分析病机，先后主次，标本缓急，都以理服人。立法组方，理法方药，君臣佐使，也面面俱到。如此复杂大症，能理出绪端，药后肿消食健，可见先生识病之确切，辨证之灵活，用药之精当。至于病复发，是因久病正虚失补，兼之不胜勤劳所致，也当引以为戒。

叙杨某肺痿病并误治之失

杨某，年二十余，病越十月，日渐羸瘦，就予求诊。音哑不能出声。

问其症？

曰：发热，咳嗽。

问寝食何如？

曰：食不能多，寝不能寐，但咳嗽痰多，兼苦气壅，喘息不利。

问嗽自何时？几时失音？

曰：去岁七月，骤然大嗽，塾师[1]知医，用参、术、桂、附等药数剂，愈热愈嗽，遂失音。先生以为不治，改延他医，用地黄汤[2]，然终觉药热。大约五六补后，必须一剂清凉，始得差安。

予始接其形声，心亦以为怯症，既又讶其失音之早。诊其脉，始知为误治所致。

议曰：此肺痿[3]症也。经曰：肺热叶焦，则为肺痿。《金匮》云：热在上焦，因咳而为肺痿。其论症也，曰：风舍于肺，其人则咳，口干喘满，咽燥不渴，时唾浊沫，时时振寒。其论脉也，寸口脉浮而数。又曰：脉数虚者，为肺痿。今右寸虚大而数，正是此症。右关沉结而滑，浊痰停积胃中也。右尺虽数而平静，可知不是相火炽盛。左三部虽数，而沉取不空不涩，且不细，可知不是阴虚。惟作阴虚治，斯病加重也。何也？肺者相傅[4]之官，治节出焉。胃为仓廪之司，脏腑资气。此因胃中痰积，不得以健运之力，全用之于熟腐之地，故谷入日少，金燥失润，相傅受病，又不能为胃行其精微，以达于五官百骸，故日益瘦损，骨节酸软无力也。

夫洒淅恶寒，肺症外现也；音哑无声，脾[5]病内症也；过午发热，阳明用事之时也；饮食减少，仓廪邪踞之征也。此时不从肺胃用药，而日以补阴为事，阴不虚，固不必补，阴果虚，尤不及补也。何为乎不及？夫补阴之品，必主下焦，然必中焦为之传送，上焦为之输灌，然后药之气味，得传达于下焦根蒂之

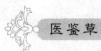

地。今胃中痰踞，传化不灵，肺中气闭，散布难周，强用滋补，徒为痰树党耳。因补以滋痰，因痰以滞气，气滞则胸中之清阳不宣，势将郁而益热，热日增，嗽将日甚，渐至骨立不起，乃成真弱症矣，补可及乎哉？

盖此症若是阴虚，亦必先病而后热，热甚而后嗽，嗽久而后瘦，瘦极热极，嗽亦日极，乃渐至于失音，失音而不起矣。今闻此症，骤嗽数日，便尔失音，正由嗽本热嗽，又用热药，金受火灼，痰复上乘，安能复响？此时急用凉肺清金之品，犹可渐愈。而矫其失者，过用地黄滞腻之物，此所以痰日多，而病卒不愈。知其所以失，则知其所以得，谅高明何待悉言？

【校注】

［1］塾（shú）师：即旧时在私塾教读的老师。如《红楼梦》第七回："我们家却有个家塾，合族中有不能延师的便可入塾读书。"

［2］地黄汤：即六味地黄丸作汤剂，出自《小儿药证直诀》。由熟地黄、山药、山萸肉、茯苓、泽泻、丹皮组成。功能滋补肝肾。治肝肾阴虚，腰膝酸软、头目眩晕、耳鸣耳聋，盗汗遗精、骨蒸劳嗽等症。

［3］肺痿：一作肺萎，病名。见《金匮要略》。多因燥热熏灼，久咳伤肺，或其他疾病误治之后，重伤津液，因而肺失濡润，渐致枯萎不荣。症见咳嗽，吐稠黏痰沫，咳声不扬，动则气喘，口干咽燥，形体消瘦，或见潮热、皮干等症。治宜滋阴，清热，润肺。

［4］相傅：庚午本及抄本皆为"傅相"，《素问·灵兰秘典论》为"相傅"，今改之。

［5］脾：庚午本为"野"字，从抄本。

【评议】 据脉断症，本案可作凡例。依据寸口脉浮而虚数，诊为肺痿；右关沉结而滑，断为浊痰停积胃中；右尺虽数但平静，则知非相火炽盛；左三部沉取不空不涩不细，知并非阴虚。前医误用温补，后医误用滋腻，均由不辨析脉象单凭症状而用药。先生分析其"虚不受补"的病机，乃因浊痰阻中，中焦失传送之职所致，理俱出自《内经》，并非独出心裁，但却为当今业医者司空见惯之事。古人虽言"胸中了了，指下难明"，是说明掌握脉诊之不易，并非为玄虚之谈，细读本案可知脉诊的重要，应当引起重视。

孙姓小儿积水治验并诸积治法

孙姓儿病积聚，抬来求诊，年十四矣。行不能，立不能，坐亦不能，席于地而仰卧，自腰以上，厚垫衣被，而渐加高，盖平则不息也。面色黄瘦，腹大而坚，心腹两胁，一片板硬，惟小腹之左下少软。从软处按之，病边锋棱，了了可辨。诊其脉，弦而劲。

问病起几时？

曰：近三月矣，日渐加大。

予曰：三月未久，何得结滞如此之甚？此水气病也。《金匮》云：心下坚大如盘[1]，边如旋盘，水饮所作。正是此病。特此症连胸带胁迄小腹耳，不止如盘耳。仲景主以枳实白术汤[2]，予尝用之以治水病，竟无验，非方不佳，乃药力不如[3]古耳。且此症六脉弦劲，水以寒结，当由暴渴饮冷所致，非温开不可。乃重用枳、术、姜、附，加大黄、厚朴、槟榔、泽泻以利之，服一剂，大小便俱利，脐下消去三四指，能坐矣。再一剂，又去三四指，饮食大进，遂能行立，复来诊。予曰：药已验，不必更方，间日一服，再四五剂，即可全消。俟病尽之后，倘或过弱，再来定方可也。其后十余日不至，问其邻，则归去之后，已施之寺中，但祈佛佑，不借药力矣。

嗟乎！使佛能佑人，谁不可佑？必僧而后佑，是私其党也，岂释迦[4]之教哉！然予比年阅历，见贫人服药，往往不能多服，虽应手奏效，亦多废于半途，非难于饮，难于赀[5]也。

予因思得一法，凡遇贫人病，非多药不愈者，并数剂为一剂，而令其分服，于贫家儿之病积滞者，尤用此法，每方必合一料，每料必足数十日之用，其中攻补轻重不一格，然必加峻药一二味，令每服得泻少许。所以然者，贫人既已市药，即不肯不服，然不泻则谓不效。每见贫人言病，曾服某先生药，不见宣，某先生药见宣。问见宣何如？曰：泻下几次。彼不问病之当下与否，而总以泻为效，且不曰效，而曰宣。习俗纰缪[6]，往往如此。然诸病积小儿，借此法以全

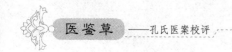

活者，亦不少矣。

或问积与癖[7]有别乎？

曰：《内经》言积不言癖，犹之言饮不言痰，盖饮是痰，积即是癖，痰特饮之稠者，癖则积之深者耳。《难经》言积有息贲[8]、伏梁[9]、痞气[10]、肥气[11]、奔豚之殊，分属于五脏。《内经》言积有孙络[12]、经输[13]、伏冲[14]、脊筋[15]、肠胃、膜原[16]、缓筋[17]之异，详指其浅深。夫积在脊筋，已居肠胃之后，深莫深于此矣，而亦未尝变积言癖，可知癖特积之别名，无容岐而为二也。世俗动言积可治，癖不可治，讵[18]知癖亦积也，特浅者可治，深者难治；浅而形气壮者易治，深而形气弱者倍难治耳。

吾乡老医又有亲见儿死而剖出癖者，云其根出于两肾之间，纤细如指，盘屈而上，处处丝络，连辍甚固，接脾环胃，渐大而阔，至梢扁长，大于手，胃为所蚀，殆如纸薄，提而视之，长可二尺许，千百红丝，皆盘根于脏腑，因为予言，癖形如此，岂复药力所能攻？不知此正脊筋之积，谓之皆出于脊则可，谓皆如此儿之积，接脾环胃，蚕蚀胃腑则不可。以小儿之死于积者不少，其因积而病，因治而愈，亦不少也。若尽如此儿，岂复有可生之理哉？

然《内经》言积，虽分浅深七八处，而以予所见，诸小儿之积，大半多在胁下，且右胁少，而左胁多。大抵胁本肝部，肝位于左，在表之风寒，与肝木之风，同气相求，感而易入故也。夫外邪入里，里气不相拒而相合，则永无自散之期，于是气为之滞，血为之凝，周身中之津液为之吸聚，肠胃外之汁沫因而迫结。故其始起也，发热恶寒，积犹不见，久而见于胁下，久而横侵腹中，又久而满腹而过脐。至满腹过脐之时，饮食日减，肌肉日削，曩[19]之发热者，至此愈热；曩之恶寒者，至此或愈恶，或不恶，或反喜寒矣。以里热甚，则借外寒以自解，而其积遂已成，而不可治。故有此症者，必当图之以早。

或曰：积皆起于风寒乎？治此症者，从不闻用表散何也？

予曰：《内经》明载数因，曰虚邪中人，始于皮肤则皮肤痛，传于络则痛在肌肉，传于经则洒淅[20]喜惊，传于输则六经不通，四肢肢节痛，腰脊乃强，传于伏冲之脉，则体重身痛，传于肠胃则贲响腹胀，寒则肠鸣飧泄，热则便溏出麋，由是而传于肠胃之外，膜原之间，或着孙络，或着络脉，或着经脉，或着输脉，或着伏冲之脉，或着于膂筋，或着于肠胃之膜原，上连于缓筋，此邪之自外入内，从上而下者也。

又曰：足俛胫寒，血脉凝涩。寒气上入肠胃则䐜膜，膜胀则肠外之汁沫迫聚不得散，日以成积，所谓积之始生，得寒乃生，厥乃成积者也。

又曰：卒然多饮食，则肠满；起居不节，用力过度，则络脉伤，阳络伤则衄血，阴络伤则后血，肠胃之络伤，则血溢于肠外，肠外有寒，汁沫与血相搏，则并合凝聚不得散，而积成矣。

又曰：卒然外中于寒，若内伤于忧怒，则气上逆，气上逆，则六输不通，温气不行，凝血蕴裹，结而不散，津液渗涩，着而不去，而积皆成矣。

凡此数条，盖风雨伤上，清湿伤下，饮食伤腑，喜怒伤脏，皆致积之由，岂得专责之风寒？然即风寒入里，结而成积，亦非表散所能尽，何也？有气血痰涎为之锢蔽，有津液脂膏为之凝合也。夫中风伤寒，皆外感之暴症也，在表则以汗散，在里则以下解，暴病且然，何况于积？虽然，其中亦有可以表散者，此不问其病之久近，而视积之浅深，亦必兼有表脉，且有疼痛移动，忽轻忽重之时，则一表散，而病可尽，间或不尽，亦甚易为，予尝数遇此症，皆以表散奏功，顾此特千百之一二，岂可胶柱鼓瑟，执此以治众小儿之积哉？且风寒虚邪也，入之气血、痰涎、津液、脂膏之内，则为实邪，更从阳气转化，则为热邪，实而且热，非清凉攻下不可。故体壮能食者，虽重可治，谓其堪任攻下也；体弱不能食，虽轻难治，谓其不任攻下也。本属攻下之症，表散岂可轻投？

曰：是则然矣。然在孙络、经输、伏冲、缓筋等处，何以别之？治之以何为主？

予曰：以经考之，孙络之为脉也，浮而缓，不能勾积而止之，故常往来上下，移行肠胃，以致水气渗灌，濯濯[21]有音，寒则䐜胀雷引，此孙络之积也；其著于阳明之经，则挟脐而居，饱则大，饥则小；其著于缓筋也，似阳明之积，饱则痛，饥则安；其著于肠胃之膜原也，外连缓筋，饱则安，饥则痛；其著于伏冲之脉者，按之应手而动，发则热气下于两股；其著于一膂筋在肠后者，饥则见，饱则不见，按之不得；其著于经输之脉者，闭塞不通，津液不下，孔窍干涩。此其擘分指画，未尝不详。而以予所见，则多连胁布腹，绕少阳，入阳明，横带膜原，接连缓筋，甚则下脐，抵伏冲，何由得截然划然，约归一部，而不相侵越乎？

故治此之法，攻为主，清次之，然攻积清热之药，未有不伤脾胃者，于是不得已佐之以补，至补多攻少，则病难为矣。间有积成块现，充胁满腹，而身不热，脉不数，膜痛呕吐，小便短少者，则停饮蓄水之症，非真积也，攻其水而病自愈，清法又在不用矣。此皆古人之成规，非予一己之成见也。客首肯称善。

【校注】

[1] 心下坚大如盘：庚午本及抄本均为"心下如盘"，今按《金匮要略·水气病脉证并治》改之。

[2] 枳实白术汤：即枳术汤。《金匮要略》方。由枳实、白术组成。治水饮停滞于胃，心下坚，大如盘，按之外坚而内虚。

[3] 如：庚午本为"加"字，从抄本。

[4] 释迦：即释迦牟尼的简称，后泛指佛教。如《高僧传·释道安》："（东晋道安）以大师之本，莫尊释迦，乃以释命氏。"

[5] 赀（zī）：钱。如《说文·贝部》："汉律，民不徭，赀钱二十三。"

[6] 纰缪（pí miù）：错误。如《史记集解序》："虽时有纰缪，实勒成一家。"

[7] 癖（pǐ）：古病名。见《诸病源候论·癖病诸候》。系指痞块生于两胁，时痛时止；亦有以痞块隐伏于两胁，平时寻摸不见，痛时才能触及。多由饮食不节，寒痰凝聚，气血瘀阻所致。

[8] 息贲：古病名。见《灵枢·邪气脏腑病形》等篇。指呼吸急促，气逆上奔的疾患，为五积之一，属肺之积，因喘息上贲，故名。

[9] 伏梁：古病名。指脘腹部痞满肿块一类疾病，多由气血结滞而成。《难经》："心之积，名曰伏梁，起脐上，大如臂，上至心下，久不愈，令人病心烦。"

[10] 痞气：古病名。为五积之一，属脾之积。见《难经·五十六难》。多因脾虚气郁，痞塞不通，留滞积结而成。症见胃脘部有肿块突起，状如覆盘，肌肉消瘦，四肢无力等。

[11] 肥气：古病名。出自《灵枢·邪气脏腑病形》篇。在《难经》中属五

积中的肝积。指左胁下有痞块，如覆杯而有头足，病程久延，常伴见疟疾或咳嗽等症。

[12]孙络：指络脉之细小者，又名孙脉。《灵枢·脉度》："经脉为里，支而横者为络，络之别者为孙。"

[13]经输：即经俞。经指经络，输指俞穴。

[14]伏冲：指伏行于腹内之冲脉。《灵枢·百病始生》："留而不去，传舍于伏冲之脉。"

[15]膂（lǚ）筋：附于脊膂之筋。张志聪谓："膂筋者，附于脊膂之筋。"

[16]膜原：亦称募原。指胸膜与膈肌之间的部位。《素问·举痛论》："寒气客于肠胃之间，膜原之下。"

[17]缓筋：循于腹内之筋。张志聪："缓筋者，循于腹内之筋也。"

[18]讵（jù）：岂，曾。如李白《行路难》诗："华亭鹤唳讵可闻！"潘岳《悼亡诗》："泉壤讵几时。"

[19]曩（nǎng）：以往，从前。如《列子·黄帝》："曩吾以汝为达，今汝之鄙至此乎？"

[20]洒（xiǎn）淅：寒慄貌。如《资治通鉴·唐武宗会昌六年》："每顾我，使我毛发洒淅。"

[21]濯濯（zhuó）：清朗。如《晋书·王恭传》："恭美姿仪，人多爱悦，或目之云：'濯濯如春月柳'。"

【评议】通过对一小儿积滞症的治疗，分析积与癖实属一症，如痰与饮的关系。积滞症的病因不一，多属外感风寒、内伤饮食、七情伤脏等综合因素，其病因病机比较复杂，《内经》《难经》根据其受邪的部位不同，提出了不少的名称，作者在案中一一做了分析，并提出了自己的见解，有些论点在其他方书是罕见的。对积滞的治疗，作者认为应辨证论治，不可胶柱鼓瑟，或表散，或温开，或清凉，或攻下，均应随症施治。因积滞在里，且病程多久，必须攻补兼施，下法又属必用。作者在案中对病家"难于赀"，求助于佛佑的困境，深表同情，并想方设法为患者解除疾苦，其高尚医德，在此案中又再次体现，值得后人学习。

议刘姓小儿泻痢并治验

刘姓儿病痢，近三月矣。其父抱以就诊，半途而返，以气息微甚，恐其遂绝也。次早，复抱以来，视之，形色枯瘦，神气俱脱，闭目合口，若无气者。

诊其脉，沉细涩结，问何不早治？

曰：治屡矣，总未得痊。三五日来，皆云不治，是以未尝服药。

时有老医在坐，予丈人[1]行也，因问此症当如何？

老医曰：形气两脱，法在不治，吾两日前已见此症，以曩未经手，不肯代人任过，是以未即立方。

予曰：病已至此，不治亦死，无过可任也。刘姓亦力恳。

老医曰：无已，可用参苓白术散[2]，虽死无咎。

予沉吟曰：服此仍无益也，但医家可免人言，病家不至追悔耳。若欲求生，非推泻不可。

老医曰：君何以辨之？

予曰：辨之以脉。

老医曰：吾未见脉，徒以形气断之，知是死症。君有确见，何不立方？

时刘姓年四十余，止此子，闻之，遂力请方。

予曰：服之亦难保不死，得勿悔乎？其人矢言[3]不悔。遂书枳、术、归、芍，加[4]大黄、橘皮、厚朴、郁李仁，与之。

过午，刘姓复来，曰：服药后，泻下二次，黑块累累，粘硬坚结，目能开，手能动，身能转，语能声矣，此皆数日所未有也。后治当何如？

予曰：脉来涩结，滞恐不尽，更市新药，又恐正气不支，可煎渣服之，明日再来议方可也。次日，刘姓至，则服渣之后，又下二次，遂能坐起，啜粥一二杯矣。且言二次之后，痢不复下，一夜安眠，似无病者。此后当用何药？

予曰：药亦不必用矣，三四岁小儿，积滞能有几何？岂有泻逾两月，滞犹不尽者？其所以不尽之故，非肠胃一处之偏结，则补涩失之太早；非强喂难化之

物，则攻下失之太直。吾见其形亏气败，亦几不敢言泻，惟脉来沉细之中，半涩半结，隐隐尚觉有力，是以遂用大黄，然非借东垣枳术法，则亦恐随直下之溜，难犯偏安[5]之垒矣。今幸余滞已下，谅亦别无遗留，俟其缓缓饮食，神气自复，无以多药为也。

曰：肠胃何以偏结？攻下太直，何以为失？

予曰：予尝觇之物也。胃体中大而有弯，其结好在弯之一侧，肠形盘曲而有回，其积每在回之一偏，若停滞少坚，便不易动，再经热气熏蒸，则干而燥矣。以干燥之物，得隐僻之地，粘连既久，遂成土著，非药力从容灌溉，滋润透彻，必不能解散使下。故直行之药，止能从旁攻开一路，以后遂成熟经，任有推泻，止从旁溜，而积之偏结者，依然有地以自藏。古人于攻下之中，往往和甘草之平缓，正为此也。吾昨日虽用大黄，而有白术之横力，行必不直；郁李仁之凉润，性且旁渗；更复和以归、芍；宣以枳、橘，较之直行直下之泻，则有间矣。则所以能搜刮余滞，推使之尽去也，若直行，于此病何涉乎？

曰：前者愈泻愈弱，乃至目不能开，自服此药，大泻数次，精神反顿长，何也？

予曰：人身天真之气，皆出于胃口，《内经》所谓谷精是也。五脏六腑，四肢百骸，皆禀此为生化之机，然必能升能降，能转能运，而后从容而达于一身。若停积在中，则气为所闭，而升降转运俱滞矣。夫气本乎阳，以不息为机者也，能升不能降，则上为喘促；能降不能升，则下为泄泻；升降俱不能，则郁而为膜胀，闭而为疼痛。此症升降俱艰，而所以泻者，其本病也，所以不膜胀、不疼痛者，中气微甚，无余力以资鼓荡也。

夫腹中尽尺许之地，尚不能强自鼓荡，而望其达于官骸，迄于四末，真无从矣。此所以目闭口合、手足俱不能移动也。经曰：出入废，则神机化灭[6]；升降息，则气立孤危。病至此，九死一生。而究之真气实未尽息于内，特为停积所闭耳。一线之真气，引之犹恐不行，阻之岂复能运？吾为决去其闭塞，则其气自徐徐外达，而官骸肢体，复有所借以为运动之资，故前之泻而日益弱者，其滞未开，其气愈闭而愈微；后之泻而顿苏者，其积已去，其气渐运而渐通也。岂可以泻之相同，而一例论哉？

刘姓感谢，遂不药而愈。

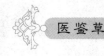

【校注】

[1] 丈人：古时对老人或前辈的尊称。

[2] 参苓白术散：《太平惠民和剂局方》方。由人参、白术、莲子肉、薏苡仁、砂仁、桔梗、白扁豆、茯苓、山药、甘草等组成。功能补气健脾、渗湿和胃，治脾胃气虚夹湿之症。症见饮食不消，或吐或泻，形体虚弱，四肢无力，胸脘满闷，脉缓弱等。

[3] 矢言：矢，通"誓"。矢言，即正直的言论。如潘岳《西征赋》："捍矢言而不纳。"捍，作"拒绝"解。

[4] 加：庚午本为"如"字，从抄本。

[5] 偏安：旧时指帝王不能统治全国，偏据一方以自安。如《三国志·蜀志·诸葛亮传》裴松之注引《汉晋春秋》："王业不偏安。"

[6] 灭：庚午本及抄本均为"减"字，今改之。

【评议】久痢，神气俱脱，危重至极，诸医皆以为"死症"辞不治，先生从脉象沉细涩结中辨出，属肠胃仍有积滞所致，毅然不用补涩之俗套，采取"通因通用"之法，按气机升降之理，避直下攻逐之弊，组方用药颇具匠心，可谓有胆有识。议论阐发《内经》精义，俱是真知灼见，令人百读不厌。

议疟症并及黄氏老妪久疟治验

疟之一症，莫详于《内经》疟论、刺疟两篇，病因病情，纤悉俱备。虽其中但详刺法，未及药饵，而分经用药之义，已见于刺法之中。予尝读而思之，其病与伤寒一类，其治亦与伤寒同法也。夫伤寒者，风寒外感之症，疟亦风、寒、暑三气合邪，同一外感症也。伤寒浅、深分六经，疟亦分十二经，同一表里阴阳也。伤寒分汗、吐、下三法，而有温清之不同；疟亦分汗、吐、下，而偏寒则温，偏热则清，同一活法之在人也。伤寒有挟水、挟食、挟虚之殊，而疟亦有停痰、停食、虚实之异，同一内症之不齐也。故知伤寒则知疟，知所以治伤寒，则知所以治疟矣。

或曰：伤寒者，伤冬月之寒，六气中之一气耳。考之疟论，则曰得之夏伤于暑，热气藏于皮肤之间，因得秋气汗出当风，及得之于浴。又曰大暑汗出，因遇夏气凄沧[1]之水寒，藏于腠理皮肤之中，秋伤于风，则病成矣。是疟者，风、寒、暑、湿四气杂合之病也。夫一气为病，犹能伤人，合四气而为一病，其阴阳错杂百倍于一气之害，又何待言？乃其病人反不如伤寒之厉，而人之畏疟，皆不如其畏伤寒之甚，何也？

予曰：冬月之寒，杀厉之气也，霜厚冰坚，天地之严威于斯为甚，故中之者为病亦烈。疟病虽经列四因，其实湿以寒中，仍亦寒也，则风、寒、暑三气而已。以风与暑对言之，溽暑[2]蒸热，清风戒寒，寒即在风之中，无可歧也。以暑与寒对言之，暑汗当风，清秋遇寒，风即在暑中，恒相兼也。约而言之，四因合为三气，三气仍只二气矣。

夫二气之中，寒为阴而近杀，而夏日凄沧之水寒，与新秋清凉之微寒，较之冬月之严寒何如哉？故疟之病人，不如伤寒之厉。虽然其热熇熇[3]，其寒凛凛[4]，当其寒，汤火不能温；及其热，冰水不能解，其为病亦非轻矣，而不似伤寒之毙人多者。伤寒无间止，而疟有间止。伤寒遍传六经，或阴阳合病，疟虽区分十二经，而其根本不离乎少阳之界，此所以轻于伤寒也。

夫其不离乎少阳者何也？邪之感于人也重，故其发于病也必暴而速。疟之始基，因暑受热不病，复感风寒而后发；或因暑受寒不病，复感风热而后发，此其始受之邪本轻，入于皮肤，伏于腠理，半表半里之地，已属植根托足之区，至后邪重感，前邪已安于其所，反碍后邪深入之路矣。且始受者为阳邪，得后来之阴邪而不与助其热；始受者为阴邪，得后来之阳邪而不与助其寒，不过触动其气，同时并起，更相进退，寒热互争已耳。其变现于十二经者，偶因某经之虚而邪得轶[5]入，或本有某经之病，而牵以俱起，其实寒往热来，止是少阳开阖之机，故治法虽分浅深，又总不离乎少阳之一经也。

《金匮》曰：疟脉自弦。弦数者多热，弦迟者多寒。弦小[6]紧者下之差，弦迟者可温之，弦紧者可发汗针灸也，浮大[7]者可吐之，弦数者风发[8]也，以饮食消息止之。此即以伤寒之法，移之治疟，诚不拘拘于少阳，而何尝忘乎弦脉之属少阳哉？

或曰：病有久暂，势有转移，疟之始起，不离少阳，其有绵延数月或半载一年者，亦皆不离于少阳乎？

予曰：其变生他病，则不可知，若仍是疟疾，则予曾治二三十年之疟亦从少阳立治，兼及他经，况半载一年乎？

曰：每见患疟者，少久即不能支，三十余年何以不死？而待君之治为？

予曰：诚然。然其人果如他人之疟，则久有愈之者矣，唯其有异于人，而又可以不死，故三十余年之后，待予而后愈。请为君道其详。

癸丑之岁，予礼闱[9]不第，附粮艘而南，其时疫疾炽盛，岸上舟中病者大半。有黄姓者，男、妇、子、女病者六，予皆愈之，再病再与调治。唯老妪未病，见既熟，请予治其旧症。

问病自几时？为病若何？

曰：三十五六年矣。心中[10]一块，横贯两胁，每月辄犯一次，犯时心中作痛，内外大寒，战栗欲死，半日复热，热则饮，饮则呕，呕则愈痛，痛热并甚，亦近于死，又半日，始渐轻，将养一二日，乃得复旧，迩年来渐犯渐勤，近且十余日一犯，而其势更重于前，不可复支矣。

问何不早治？

曰：遍历南北，更医无数，块卒不减，故未得痊。

予诊之，六脉弦劲，不浮不沉，正在中部。曰：此疟也，偏于寒多。腹中之块，即是疟母[11]。

问曾有从疟治者乎？

曰：无。亦安得疟症如此之久，且间多日而发？

予曰：此在《内经》，人自不察耳。

夫疟之发也，邪气与卫气相值乃作。其日发者，邪气浅，日与卫气相值也；其间日者，邪气少深，不能与卫气日相值也；其有间数日者，则邪气深抵于脏腑，横连膜原，恒与卫气相失也。夫既可以间一日、间数日，独不可以间数十日乎？且此症六脉弦劲，虽发自少阳，而不浮不沉，正现于脾胃之分。夫邪气弥漫，侵阳明、犯太阴，直贯脾胃，攻冲扰乱，作呕作痛，职此之由。而不从疟症立治，致令结而为积，凝而成块，津液痰涎，尽为吸聚，则其根深蒂固，永无自解散之期矣，此所以历数十年之久也。向来不从疟治，必用攻积之药，其块亦宜见消，止缘遗却少阳一经，披枝带叶，根本依然未动，是以病卒未退。

吾为妪更用攻疟之剂，且汗且下，势必见效，但恐病势已久，滋蔓[12]难图，仓卒未能见愈耳。黄妪疑似未信。予曰：无疑也，止痛、呕、寒、热四症，足以定此病矣。以为此症之宜有痛呕也，何以平时不痛不呕，直至一犯而痛呕交作？岂其月必有感而为因皆同？以为此症必有寒热也，何以平时不热不寒，直至一犯而寒热相接，而又过时辄解？而其候不爽，且痛与呕，疟中之现症，犹非凡疟皆然，至于寒热相乘，先寒后热，或先热后寒，此疟之所以为疟也。自非疟症，寒热皆犹可奈，决不至寒则寒极，热则热极。妪不见他妇女之病癥瘕者乎？其中亦有寒，谁似妪者？黄妪颇以为然。又以其时同帮之病予治辄效，亦遂乐服予药。予即仿佛大柴胡[13]，加鳖甲、青皮、官桂、附子，书方与之。

逾数日，黄妪复见，曰：遵方服之过四剂，病势大痊。

予曰：块减乎？

曰：块减不多。然昨日复犯，微痛不呕，寒热轻其大半，为时亦无多也。

予为诊定前方，令复服，又四剂，块遂尽消。恐其有遗，复服二剂。其后数十日不复犯。黄妪乃知向来之误，而信予言之不谬也。

或曰：信如此，何不志之，使人知疟之久有如此者。

予曰：此症无大关系，又无疑一难费解之处，可以不志。徒以其久也，姑志之，以为医家见闻之一助。

【校注】

[1] 凄沧（qī cāng）：寒冷。如《素问·五常政大论》："凄沧数至，木伐草萎。"

[2] 溽（rù）暑：指又湿又热的长夏气候。如《礼记·月令》："（季夏之月）土润溽暑，大雨时行。"

[3] 熇熇（hè）：火势炽盛貌。如《诗·大雅·板》："多将熇熇，不可救药。"

[4] 凛凛（lǐn）：寒冷貌。如郝经《秋思》诗："静听风雨急，透骨寒凛凛。"

[5] 轶（yì）：本义为后车超越前车，引申为超越。在此作"侵入"解。如

《左传·隐公九年》："惧其侵轶我也。"

[6]小：庚午本及抄本皆为"沉"字，今据《金匮要略·疟病脉证并治》改之。

[7]浮大：庚午本及抄本皆为"弦滑大"，今据《金匮要略·疟病脉证并治》改之。

[8]风发：因此段文字是详虚之脉象及治法，弦数之脉是风热之象，宜用清药以散发风热。

[9]礼闱（wéi）：旧时科举考试的场所，因由"礼部"所主管，故曰"礼闱"。因考试的时间在春季，故也称"春闱"。

[10]心中：庚午本为"中心"，从抄本。

[11]疟母：又名疟劳。指疟疾日久不愈，顽痰挟瘀，结于胁下，形成痞块。《金匮要略》："此结为癥瘕，名曰疟母。"相当于久疟形成的脾大。

[12]滋蔓：亦作"孳蔓"。即滋生蔓延之意。常指祸患的滋长扩大。如《左传·隐公元年》："无使滋蔓，蔓，难图也。"

[13]大柴胡：即大柴胡汤。《伤寒论》方。由柴胡、枳实、生姜、黄芩，白芍，半夏、大枣、大黄组成。功能和解少阳，泻下热结。治少阳热邪未解，阳明里热壅盛，症见往来寒热，胸闷呕恶，郁郁微烦，心下痞硬，下利而不畅，脉弦有力等症。

【评议】本案对疟疾的病因、病机做了详细的阐述。认为疟同属伤寒之类，只是因受邪性质不同、中邪部位不同而有所区分。伤寒，是受冬季之严寒，自表入里，有六经之传变；疟疾，是夏秋感受暑湿之邪，复因汗出当风或受凉所致，邪中部位不离乎少阳。其所以寒往热来，是阴邪与阳邪之争之表现。日发者为受邪浅，间数日者为受邪深，均以邪正相争来解释，都是从《内经》的理论引申而出。分析病机结合临床表现，并与伤寒加以区分，读后确能使人释去疑团，足证学习经典著作，用以指导临床实践的重要。

为表弟杨静存及弟辉照详议王皋立病并参酌治法

皋立王姊丈，自去腊出门得病，发热、咳嗽，自是风寒外感。其所以久而不愈，一曰迁延失治，二曰内有积病，三曰忧思过甚，其四则吾辈治之未必尽合法度，而中款窍，此亦不可不思也。

何也？

风寒之感，至于发热咳嗽，外则足太阳一经，内则手太阴一脏，同时俱病，非表里双解不能愈。彼时适值腊尽春初，未及延医，而邪之在内者，日益蔓延，在外者渐且内逼，久而外感之风寒，与身中之正气，混为一处则感也，而近于痹矣。此痞闷、烦热等症之所以作也，是迁延之失也。然自用药调治，人人皆识为风寒，亦既屡经解散矣。而绵延至今者，新病牵连旧病，新病退而旧病未痊也。

《金匮》曰：夫[1]病痼疾，加以卒病，当先治其卒病，后乃[2]治其痼疾，夫痼疾何以言治？可知卒病一起，痼病未有不发者。皋翁有痼疾在心下，腹中累累成块，接胁连脐，尽属正虚邪盛之区，风寒入里，未有不乘虚而凑于此者，此时治新邪，则牵动其旧邪，新邪之根未久，去之犹易，旧邪盘踞已深，拔之实难。以故热屡平而复发，嗽屡痊而又起，吐痰唾血屡止而更见。若系新伤，岂能堪此？此正旧邪之上泛也。

一处动则一处开，所以既吐之后，胸膈反觉清爽也。然以渐而吐，则非一日所能告罄[3]矣，此内积之害也。夫内积渐开，最属病家美事。每见小儿积聚及妇女癥瘕，往往因伤寒时疫，暴热蒸灼，随汗下而解散者，皋翁正在此例。且病经半载，肌肉不减，饮食无碍，何妨安之如常？而皋公心地窄狭，念上顾下，时存隐忧。

予每见其平日无病时，偶逢一事不顺，辄垂首咨嗟[4]，眉如山压，笑比河清，双搓两手，无片刻安。今病已积久，户庭不出，死生存亡之见，岂能一息去诸怀乎？积虑伤脾，积忧伤心，病之出于身者，虽见减，病之结于心者，恐但见增矣，此忧思之累也。至于治此病者，皆吾至亲，兄弟三四人，有事则去，获间辄来，原无彼此之殊。然时疫病变，难拘一格，其中寒热温补亦有不容不商者。

前日辉照欲用大黄，予迟疑不决，其后卒用，且屡用，且与芒硝同用，而病人未尝不支，则予之见浅也。今外邪量已无余，内积亦见开尽，所未动者，当脐之久病耳。此已自具窠囊，决不轻自泛动，在病人亦不敢言去，在治者又谁肯妄攻？揣情度理，此时用药，止宜清养调和之品，寒凉非所宜也。盖皋翁平日之脉，虽不足四至，谅亦在三至以外，以目下言之，病脉也，亦才四至耳，较之平时则少赢[5]，较之四五月病盛之时，则退已多矣。夫天下未有脉退而病不退者，亦未有脉来四至，而发热不止者，其所以发热之故，必由于阴不和阳，其所以阴不和阳之故，必由于寒凉少过。何也？寒凉之药，其性主于肃清，其用归于凝闭，入之脏腑之中，无本之邪热，得借清肃以自解，天真之正气，亦每因凝闭而不宣，然而阴气可闭，而阳气卒不可闭也。

夫阳者本乎天而主动，阴者本乎地而主静，静者可闭，动者岂能常闭乎？唯阴气凝然内伏，阳气充而外散，于是遂行周流之处，有熏炙而无濡润，是以口鼻气热，皮肤作蒸，上有痰嗽之迫，下有亢阳之征也。且夫伤于寒而必作热者，谓寒闭而阳气郁也。伤于外寒，阳既郁而为热，伤于内寒，而谓阳必不郁而不热，有是理乎？及其犹能作热，寒凉犹未甚过，若今日芩、连，明日翘、连，至全无热意，则周身皆固阴沍寒[6]之境，恐有不可言者矣。

治有款窍，药有法度，所以必待商酌者，正恐此事之未尽合也。虽然，予为此说，将谓皋翁之病，遂可以温补济乎？非也。其始病也以外邪，其久病也以内积，胡可言补？惟是人非有余之人，脉非有余之脉，必病者先自去其啾唧[7]之心，治者亦尽化其偏执之见，温补固不轻投，寒凉亦勿姿意，庶几[8]与时消息，可以无误。则谓予之说为姑备一解可也，为意外多虑亦可也。夫存彼此之见，专己而自用其智，与有言而不以告人，岂吾侪[9]之用心哉？

【校注】

［1］夫：庚午本及抄本均缺"夫"字，今按《金匮要略·脏腑经络先后病脉证第一》加之。

［2］乃：庚午本及抄本均缺"乃"字，今按《金匮要略·脏腑经络先后病脉证第一》加之。

［3］告罄（qìng）：尽。古称祭祀仪式完毕为"告罄"。如《乐府诗集·北齐明堂乐歌》："邕齐云终，折旋告罄。"后用来指财物用尽。

　　［4］咨嗟（zī jié）：叹息、赞叹。如杜甫《负薪行》："更遭丧乱嫁不售，一生抱恨堪咨嗟。"

　　［5］赢（yíng）：通"盈"。充满。如《左传·襄公三十一年》："我实不德，而以隶人之垣以赢诸侯。"

　　［6］沍（hù）寒：天地严寒，积冻不开。如《左传·昭公四年》："深山穷谷，固阴沍寒。"

　　［7］啾唧（jiū jī）：即细小而碎杂的声音。如欧阳修《班班林间鸠寄内》诗："一身但得贬，群口息啾唧。"

　　［8］庶（shù）几：也许可以。表示希望。如《史记·秦始皇本纪》："寡人以为善，庶几息兵革。"

　　［9］侪（chái）：辈。如《左传·昭公二十四年》："吾侪何知焉，吾子其早图之。"

　　【评议】治病要因人制宜。除辨别新病、久病之外。还要了解患者的精神状态，及其平时的身体素质，处方用药，才能恰到好处。本案为外感风寒，发热咳嗽，本应表散速愈，然凤有内积，加之性情忧思善虑，因而迁延不愈。作者分析病情入微入细，阐明卒病与痼疾治之先后，用药不能但见外感而偏于寒凉，应协调阴阳，有其法度，议论十分精辟。虽为商酌之文，但不自以为是，仁者见仁，智者见智，毫无褒贬之词，其谦逊态度，可见一斑。

议王牖民病并治验

　　王太学牖民，性嗜饮。癸丑之冬，孙殇，饮愈甚，往往竟日不食。月余，遂病泻，发热尤甚。延医诊视，许以可治，服药七剂，病愈加，昼夜无度，医乃辞去，谆请，不复治。子弟仓皇治木。

　　于甲寅之元日[1]，飞舆延予，来者，予甥[2]也。辞不获，遂于次日往。其泻愈极，一昼夜三百余次矣。肛门不闭，时时滪出[3]，色红而气秽，腹中疼热，饮食不进，兼之躁扰，奄奄一息。诊其脉，沉数而短，犹能鼓指。

予曰：此伤寒之协利也。惟作痢治，是以日重。今外邪已入里，表热犹未尽退，邪之入于脏腑者，以脉觇之，犹窜扰不定，隐隐有欲出之势，盖已入与未入之邪，其气犹相通也，若不导使汗解，势必并未入之表邪，尽归而聚于肠胃，数日之间，脏腑溃败矣。及今为之，已失之晚，何曩之不早图也？

索视前方，皆姜、附燥热之品，予乃大骇。隐思痢疾门中，亦无此等治法，何况伤寒协热？以其病死生未定，不便明言，乃重与芩、连、芍药等清其里热，而加柴、葛导邪外散。其夜，利下十余行，疼热大减。

会杨君静存至，予与酌议汗法。静存曰：逆流挽舟，良亦不易，然不如此不能愈此症，宜以重剂连进之。乃加减仓廪散[4]，重用清热解表之药，连进二剂。次日，杨君归去，再用前药，病人已汗出身凉，表邪尽解矣。是日饮食亦进，利下六七次而已。

牖民弟，予姊丈也，喜问予曰：君何以知此症为外感？

予曰：一辨之于脉，一参之以症。仲景脉法，来大去小，名曰覆，为症在表。夫来大去小之脉，若在浮部，即浮脉也，此惟邪已内陷，故脉在沉部，然沉数之中，间见鼓击，即外邪发露之端倪[5]。所以然者，外邪非他，风寒之厉气而已。

夫风寒之厉气，天地之厉气也，陷于人身，必不能与脏腑之真气协同为一，故其行于内也，攻冲扰乱，脏腑为之不宁；其现于脉也，搏击鼓动，脉象为之一变，特其变在几微之际，而其象在隐显之间，若非息气凝神，早已随指混过，古人之不轻言脉，盖为此也。

至如痢之一症，自来无此泻法。夫痢之起也，湿热聚于肠胃，并肠胃之脂膏，结为一处，故其下也，为腹疼、为里急、为后重，古人谓之肠澼[6]，又曰滞下，盖言迟也。下而迟，则一昼夜百余次，已无止息时矣。乃者至三百余次，岂其痢独加重，外邪逼之也，夫人身之脏腑，不容外邪者也，外邪之入里，又不安于脏腑者也。其所以入者，在表失散，不得不乘虚内归，归而入于脏腑空虚之处，其游行鼓荡之性，又将自寻出路，于是此不能容，彼不能安，两相格拒，而已聚之湿热，已结之脂膏，乃拥挤直下，不复遂其粘着迟滞之性也，此所以一昼夜三百余次也。

且凡下痢身热，未有不兼表症者。《伤寒》论云：下利脉数，有微热汗出，今自愈。谓表症已解也。设复紧，为未解。紧脉无汗，故为未解也。令此症之起也，明明有发热、无汗之表症，兼之烦躁、面赤，其感正复不浅，其所以下痢者，湿热久已结成，适当外感之会，正逢其下痢之会也。然感自感，而痢自痢，两邪未合，其热犹不甚重，迨治里而遗表，而又燥药以伤其液，热药以助其焰，由是内热炽而外达，表热吸而内就，翕然归一。而协热之痢乃成。参之脉，辨之症，并非单一痢病，安得不识而为外感乎？

曰：今外邪已解，痢当自止乎？抑犹有需于药力乎？予曰：痢自当止，然非药不可也。盖此症之来也重，因悲伤而纵饮，因纵饮而废食，此则三四十日间，亲族朋友之慰劝者，必不第以酒为事。

夫养生之物，五谷其主也，谷养不充，而五辛六畜偏驳不纯之味，日杂然与酒并进，脾胃乃受其伤矣。脾伤而不能化物，胃伤而强之使容，遂至停而为积，酿而为痢。其中由胃腑而小肠、大肠、广肠[7]，曲折回薄之处，无非含垢纳污之区，保此数日之前，遂已泻尽无余乎？就使已尽，脾胃之正气久亏，岂能遽复？肠中之脂液已变，岂能不下？况中气之下溜方顺，饮食入胃，即不变而为痢，亦未必留以实肠，此时不借药力，而望痢之自止也难矣。特外感已解，痢亦不甚，当不至有伤生之忧耳。

姊夫曰：病不伤生，迟速何害？遂恳坐治。予为往返调理者二十余日，病乃全愈。又两月，乃壮健复其常云。

【校注】

［1］元日：即正月初一日。《书·舜典》："月正元日，舜格于文祖。"元日，即朔日。月正，正月。

［2］甥（shēng）：姊妹之子谓甥，即外甥。如车永《与陆士龙书》："甥石季甫，忽见使为鄟令。"

［3］澼（pì）出：指有气体掺杂放屁而带粪水。

[4] 仓廪散：即仓廪汤作散剂。《补遗方》方。由陈仓米、人参、茯苓、甘草、前胡、川芎、羌活、独活、桔梗、柴胡、枳壳组成。治各种痢疾，发热、心烦、头痛、食即呕吐等症。

[5] 端倪：倪（ní），通"儿"。引申为事物细微的初始。端倪，头绪、边际。如《庄子·大宗师》："反复终始，不知端倪。"

[6] 肠澼：病名。出《素问·通评虚实论》等篇，为痢疾的古称。澼，指垢腻黏滑似涕似脓的液体，因自肠排出澼澼有声，故名。

[7] 广肠：包括乙状结肠和直肠。《证治要诀》："广肠，言其广阔于大小肠也。"

【评议】此伤寒协热下利，表邪未尽，误以姜、附燥热之品，病至危笃。后以芩、连、芍、柴、葛等味，清热解表，始得转危为安，后又治以仓廪散，重用清热解表诸味，而收全功。病案之要紧处，在凭脉象区别痢疾与协热下利之不同。挟热下痢之脉，来大去小，且在沉部，间见鼓指，有邪欲出之势。脉在隐显之间，须息气凝神，方可得知，诚属经验之谈，读者应细心玩味。

议王牖民子妇病并治验

予在王牖民家时，牖民之子妇病，以乃翁之病方剧，未遑理也。牖民病瘥，乃延诊。

问何病？得自几时？症形若何？

曰：因惊闭经，逾数月矣。日渐发热，饮食减少，头晕心跳，腰腿无力。

予乃入诊。见腕肉充盛，而六脉沉弱，无数象。疑曰：此症不应脉弱，此脉不应发热，又形体甚充，不似有如此脉症之人，何也？岂脉为病痼，病有别因乎？乃疏方用活血之药，少加大黄以开之。次日，晕不能起，脉更弱矣。予曰：此先天不足，脉症俱是真弱，不当从形体论，昨日大黄误也。乃用活血之药，加六君子为主治，而参至一两，服四五剂，饮食健进，神气俱爽；七八剂，热止，诸症俱退。至十剂，经血大下，淋漓数日，病全痊矣。

乃伯某翁喜曰：吾素不信医药，据此翁媳二病，乃知草木根皮，真能起死。然此症之用参，何也？

予曰：此症数月之前，因惊闭经，两月之前，复殇一男。经曰：惊则气乱，恐则气下，悲则气消。惊恐与悲哀交侵，而正气日耗，不能载血以行矣，此所以非参不可也。虽然，此亦确有可凭，使其脉少带数象，或微有滞机，猝投参、术，便属孟浪。吾前日见其腕肉充盛，曾疑脉症不真，及用大黄，而弱愈甚，乃知此症之弱，本乎先天，重以后因，固不当与他症同治也。

盖凡内因发热之症，多属阴虚，而此症之发热，其虚不在阴，而在阳，迹其饮食减少，头晕心跳，腰腿无力，何尝不似阴阳两亏？然阴主形，阳主气，从古及今，未有血亏而肌肉不减者。此症形体充盛，则发热之故，断断不可归之阴虚，而又别无偏盛之邪阳，何者？无面赤、口干、膜胀、喘满之症，无浮数、洪大充盛有余之脉也。然则此症之热，不归之阳虚则无属矣。

夫阳虚生外寒，阴虚生内热，阴阳之定理，轩岐之明训也。阳既虚矣，其现症宜皮寒、肢冷、多凉、少温，何得反而为热？不知天地之阴阳互根，人身之气血交资，血既不亏，气未有虚至已甚者，其所以虚者，因恐而乱，因惊而下，因悲而消，更或因思而结，乃至郁于血中，而运行之权不伸。

夫人之一身，血主濡之，气主煦之者也。气郁而不能运，而其阳煦之本性，始骎骎[1]乎蒸腾于肉腠，浮溢于肌表，而发热之症作矣。若使其气沛然充足，何至郁而不宣如此哉？因虚而郁，因郁而热，故此症之热，确乎以阳虚为断，本是而立治法，则所以清热，所以通经者，举不外是矣。盖他症之清热，先养其阴，此症之清热，先宣其阳；他症之通经，先利其气，此症之通经，未助其气。以经之闭，由于气滞，气之滞，本于不足也。然则此症虽有惊恐悲思之众因，而真气不足，得自本来，溯流穷源，止此昆仑一脉。吾借六君子[2]之中和，大补脾胃中宫之阳，而芎、归以和其血，枳、橘以开其滞，参之晕、悸诸症无不合，衡之沉弱之脉恰相符，虽不必清热通经，而所以清热通经者，莫捷于此矣。此所以十剂而获全效也。若拘拘于参、术助热之见，而改用清凉则失之远矣，岂从脉断症、随症立治之理也哉？

是症也，自后遂不药，越月，乃孕。孕后复病，胎病也，家人不察，以为经复闭，延医调治，恣用破块通经之药，卒坠其胎，男也，孕七月矣。胎下而命亦殒。牖民悔恨，以为未逢高手，遂受庸医之害。

嗟乎！胎未三月，不现于脉，况此妇禀赋本弱，自受孕之后，即服通利之药，其胎形必不充，胎脉必不旺，迨至将坠未坠之时，料胎脉尽变为病脉，即高明遇之，亦难辨其为胎，况庸庸者乎？然则业医者其慎哉！

【校注】

[1] 駸駸（qīn）：马速行貌。如《诗·小雅·四牡》："载骤駸駸。"毛传："駸駸，骤貌。"引申为疾速。

[2] 六君子：即六君子汤。《妇人大全良方》方。由陈皮、半夏、茯苓、甘草、人参、白术组成。功能益气化痰。治脾胃气虚而兼痰湿，症见气短、脉弱、咳嗽、吐清稀白痰等症。

【评议】此案因情志因素导致经闭发热。作者从形体充盛，饮食减少，头晕心跳，腰腿无力，脉沉细无力、无数象，而断为阳虚发热，用益气活血为主，不清热而热自退，不逐瘀而经自来，用药甚属平淡，然奏效甚捷。由此可见，治病在于辨证，辨证准确，则效如桴鼓，切不可不加辨析，仅凭经验臆断。本案起沉疴于高手辨证之后，而殇于庸医不辨症之误治，鲜明对比，值得引以为戒。

议郎姓妇癥瘕[1]病并治验

郎姓之妇诣[2]予求诊，同来者其小姑也。

问何病，其小姑曰：渠[3]自临月当产，恐有不测，求一诊视，并决产期之远近。

予曰：异哉！产固妇人之常，有何不测？远近之期，渠当自知，何劳予决？观渠形体，虽似重身[4]，面色青暗，兼带浮肿，纯是病象，其中殆有别故，不实言，吾不能为汝诊也。两妇固求，且言曩佃予家，吾其故主也。

乃诊之，见六脉涩结，不充不匀。谓之曰：此非胎脉，乃病脉也，何以云当产？

其小姑乃曰：实不敢瞒，渠腹中之物，乃巨鳖也，形已成矣。目下上至胸，下抵股，旁撑两胁，阔长如此，将来如何能下？渠昼夜忧恐，寝食俱废，愿求良法，以拯其死。

予曰：汝何以知其为鳖？

曰：有善揣者，谓周围边锋棱棱，尽是鳖边。

予曰：此必师婆巫妪狡语吓人，妇女之[5]受其愚者多矣。汝勿以为信，现在脉来涩结，腹中俱是病块，安得指为活物？且产鳖育怪，亦古有之事，然在腹中，必不能如此之大，而又活动如常胎，今汝腹中之物动乎？

曰：不动[6]。可以知其非鳖矣，顾症由何起？安得结滞如此之甚？

曰：向来胎孕不固，三月必堕[7]，此番又有坠征，血已见矣。以年近五十，求子心急，连用固药[8]，兼以黏米作粥，勉强止住，不料日复一日，变成此症。

予曰：若然，亦易治，吾为汝立破积之方，攻而去之，然须知汝腹中俱是癥瘕病块，非鳖也，亦并非胎，勿惧，切勿悔。书方与之。

时有亲友隔壁坐，暗笑半日矣[9]，二人去乃纵声矣。因谓予曰：癥瘕满腹，君何以断以易治？

予曰：其病本系强成，结必不固，形势过大，必非尽属血症。断以易治，先安其心，其心安则其气[10]顺，饮食一进，病自易为矣。

曰：因胎致病，何以知其非症，强成之说，何谓也？

予曰：人情无自求病之理，其不能不病者，非外邪之暴侵，则内因之渐积，其浅深轻重，皆难以悬断。若此妇者，本可以不病，而一病致此者，胎欲堕而固挽之，无暴感之邪，无渐积之因，所以谓之强成也。然其人为惯于堕胎之人，气血先自不固，而其胎为将堕未坠之胎，根蒂料已早伤，徒以涩药腻物闭其出路，故留而未下耳。

夫旧血流畅，新血不能不生，旧血阻凝，新血不能不聚。又幸其人年近五十，天癸将绝，应行之血能有几何？其所以充胁满腹者，血聚而闭其气，气激而鼓其血，欲出无门，欲止无根，故上下四旁，俱见充塞也[11]。究之充塞之处仍是气多而血少，若块然尽是死血，则荣卫不行，脏腑不通，其人之死于痞闷已[12]久矣，宁有今日乎？且其脉来涩结，有迟意而无数象，其中必不热，气搏血聚，无热以灼之，则必无干燥枯涩难下之块，所以断为易治也。若俱以形求之，则彼坚结膨脖[13]，岂[14]特治不易治，亦[15]岂有可生之理哉？

曰：此义[16]确乎？吾将觇之。

予曰：医亦理也，揣情度势，理则如此，若是攻之不动，而脾胃先不能支，则亦未易驱除矣[17]，要之凭理论症，即症析理[18]。此妇之病，岂得与他妇之积同议哉？盖他妇之积结于深处，而气从外行；此妇之病，散在浅处而气从中运。他妇之积既已作嗽、作热，而端倪[19]犹未尽呈；此妇之病不能变热、变寒，而棱角先已全露。故其形愈大，其势[20]愈薄，其外弥坚，其中愈[21]溃。若以峻药攻之，如摧枯拉朽耳。吾以[22]其脉属不足，未肯[23]与用峻药。姑俟其服后，视其下与不下，再为斟酌[24]，此时犹未可确然断定也[25]。逾二日其小姑以前方来曰：药服二剂，下死血一二升，病遂全消。

【校注】

[1] 癥瘕：病症名。指腹中结块。癥，有形，固定不移，病属血分，为脏病；瘕，无形，时聚时散，病属气分，为腑病。《诸病源候论·癥瘕病诸候》："癥瘕者，皆由寒温不调，饮食不化，与脏气相搏结所生也。其病不动者，直名为癥。若病虽有结瘕而可推移者，名为瘕瘕。瘕者假也，为虚假可动也。"

[2] 诣（yì）：前来，去到之意。如《汉书·杨王孙传》："未得诣前。"

[3] 渠：第三人称代词，他（她）。《三国志·吴志·赵达传》："女婿昨来，必是渠所窃。"

[4] 重身：即妊娠。

[5] 之：抄本无此字。

[6] 不动：此后抄本多一"曰"字。

[7] 堕：指滑胎，即习惯性流产。

[8] 固药：指安胎固涩之药。

[9] 矣：抄本作"也"。

[10] 气：此后抄本多一"自"字。

[11] 也：抄本无此字。

［12］已：抄本无此字。

［13］脖：抄本无此字。

［14］岂：抄本无此字，而多"斯其匪"三字。句为"斯其匪特治不易治"。

［15］亦：抄本无此字。

［16］义：通"议"。

［17］矣：抄本无此字。

［18］即症析理：抄本无此四字。

［19］端倪：边际。谢灵运《游赤石进帆海》诗："误张无端倪，虚舟有超越。"亦谓推测始末，此指癥瘕的边际。

［20］势：抄本作"热"。

［21］愈：抄本作"益"。

［22］吾以：抄本无此二字。

［23］肯：抄本无此字。

［24］斟酌：抄本为"酌量"。

［25］此时犹未可确然断定也：抄本无此数字。

【评议】本病属癥瘕积聚的范畴，由于患妇素体虚弱，有滑胎（习惯性流产）病史。末次滑胎便以安胎药涩固，使瘀血内留，新血不生，加之昼夜忧恐思虑，使肝脾受损，脏腑不和，气机不顺而发病。患妇症情特异，状似怀鳖，治疗上孔氏以疏导调养为主，未肯峻攻而两剂获愈，足以说明其辨证之精细至极，发人深思。现分析如下：

1.色脉相参，得其环中。初诊妇姑假谓妊娠临月当产，请孔氏诊视，经察色按脉，病妇面色青暗，兼带浮肿，说明患妇素体脾肾不足，气郁血滞，六脉涩结不充不匀为气虚血少，流行不畅，因而否定妊娠。进一步问诊，得知患妇向来胎孕不固，三月必堕，末次堕胎又用固胎涩药，加之恐虑损及肝脾，日渐腹大，状如怀鳖。并驳斥了师婆巫妪指为"怀鳖"的骗人狡语，推断病系强成，并非原发，结必不固，又非尽属血症。鉴于患妇昼夜忧恐，寝食俱废，告以易治，以安其心，使病妇解除顾虑，以助气机调畅，方药未现于纸上，但治法已随病机而立。

2.细剖其因，紧扣病机。孔氏分析患妇之病，既非外感之邪暴侵，又无渐积之内因，因胎欲堕而强作安胎固涩而成，使死血不下，新血不生，聚而成积。患妇年近五十，天癸将竭，阴血不足，所以其充胁满腹如怀鳖状者，是因气阻血瘀，新血不生之故。脉涩结，迟而不数，说明里无内热，不能灼血以成干燥难下之块，因而本病是气搏血聚，气多血少，病情重而不危。若形大尽是死血，则早因营卫不行，脏腑不通，而痞闷致死。患妇之病与血积比较，病位较浅，气分及血，又以脉属不足，所以治之未肯用峻药，若攻之必脾胃先伤而犯虚虚之戒，后果不堪设想，药味虽未出，想必是疏导气机，活血养血之剂。

3. 不落窠臼，脱颖而出。本病貌似强盛，实为虚实夹杂，虚多实少，因而孔氏于"他人遇之未必敢治，敢治者，又未必不用峻药"的世医窠臼中脱颖而出，重于辨证；紧扣病机，两剂而愈，体现了辨证审因的中医精髓和重视心理治疗的特色。

议张某脉痹[1]病并治验

张姓某久病不瘥，介其姻[2]戚以延予，辞不获暇[3]。翌日，张来就诊，观其形色，亦似无病。

因问：昨闻有久病，即君耶？

曰：然。去岁冒雪赴市，天寒风甚，归即发热，旋即轻减，亦不在意。数日之后，时发时止，发则自肩及胸、及腹、及两股，皮里骨外一线串行，热如汤火，片片如是，内连胸中，烦躁殆不可奈。甚则冥然[4]，至于不觉、约可时许之久，大汗淋漓，乃渐轻，当其时，身亦不敢动也。如是者日或一次，或数次，逾数月矣。未识此为何病。

曰：向来作何病治？

曰：或以为疟，或以为痰，或以为风，或以为虚，纷纷治疗，迄今无一验。

予诊之，其脉浮数而细，沉取少缓。曰：此亦寻常恒有之病，特近来业医之家多不留心《内经》，于脉理又漫无体察，以致临证模糊，獐[5]鹿莫辨，迁就附会，强作解人。如此四说[6]，何者为切当不易之论乎？

夫以脉言之，疟必兼弦，痰必兼滑，风则浮数，而不致于细；虚则迟弱，而势不能数。参之现在之脉，皆未合之。以症言之，疟有但热不寒之疟，岂能于皮里骨外止为一线之串行？痰有游溢经络之痰，何至于热如汤火兼致烦躁之乘心？以为风，则作止有时，尚为近理，而未指其邪气之所舍，究从何处施驱散之力；以为虚，则大汗频出，似为得情，而已经此数月之绵延，何以形气无不起之征？质之现在之症，亦未当也。以予观之，直痹症耳。

夫痹之为症，内脏腑外皮肤本无定所，而此症不内不外，恰在表里之间，乃脉痹也。若使外邪重感则深入而难治矣。遂为立案曰：此脉痹也。

风寒湿三气合邪客于脉中，风胜则行，寒胜则痛，湿胜则着。今独串行作热者，所受风邪为多，风本阳邪，本人阳气又旺，两阳合邪，故煽而为热也。夫脉有经、有络、有支孙[7]，以善行之气，入空隙之中，其热何所不至？故胸腹肩股俱有热气浮游，热则心烦者，脉属心，末病而复及于本也；热极汗出者，脉行血热，灼而逼液外溢也。此症当以驱风清热之品，用血药引入脉中，攻其邪使外散而不内注，方可求愈。模棱处治，无当也。案出，付以方。张某[8]感悦，矢言重报。

逾数日，复来，问：服药何如？

曰：未效。

诊其脉，则数少退矣。曰：脉已退，安得不效？

曰：向者肉中线线作热，今大片热矣。心中不烦不躁。

予曰：此由脉散于肉腠，热邪不复内攻，即大效也。书方与之。

数日又来。问：效否？

曰：不效。而脉又退，因问之，则今热在皮上也。

予曰：此病已将解，再退则不在君身矣，犹云不效乎？

张悦，复言报。

数日又来，不效之说，仍如前也，而皮上亦不热也，六脉惟余缓象。

予曰：君勿谬言，予治症多矣，非人人责报者，今君前症已退，所余有限之湿气耳。张乃大悦，仍矢重报，始求方，书而与之，不知此方服后，或少有效耶？抑如前不效耶？然予之门前自是无张君之迹矣。

【校注】

[1]脉痹：中医病名。出自《素问·痹论》，是指以血脉症候为突出表现的痹证。《张氏医通》："脉痹者，即热痹也。脏腑移热，复遇外邪客搏经络，留而不行，其证肌肉热极，皮肤如鼠走，唇口反裂，皮肤变色。"

[2]姻：抄本作"朋"。

[3]暇（xiá）：空闲，抄本无此字。

[4]冥然：指昏蒙视物不清。意通"瞑眩"。

[5]獐（zhāng）：庚午本为瘴，从抄本。

[6]说：抄本作"法"。

[7]支孙：指支络和孙络。

[8]某：庚午本为甚。从抄本。

【评议】 本案之症，得之风寒，症情怪异。发热时轻，时发时止，发则胸腹两股，皮里肉外如线串行，热如汤火，内心烦躁，甚则冥然不觉，身不敢动，大汗淋漓乃解，脉浮数而细，沉取少缓。诸医以疟、或以痰、或以风、或以虚，治之数月，皆无疗效。孔氏认为是风热脉痹之证，治法以祛风清热，用血药引入脉中，则病邪由里及外，脉象由数转缓，病渐告愈。病案关键所在，是以脉象、证候区别脉痹与疟、痰、风、虚的不同。以脉象言之，弦乃疟之本脉，故疟必兼弦；若痰浊内蕴，则必兼滑象；风为阳邪，故其脉浮数而不至于细；阳气虚则迟弱而势不能数。以症言之，疟症则遍身寒热，相互交作，不能皮里骨外，如一线串行；痰阻经络，则口眼㖞斜，半身不遂，不能热如汤火并兼烦躁；风邪则善行数变，上行头面；虚则形体早亏，不至于形如常人。说明脉象隐匿，切脉之时，应用心体察，方得症情。病症繁杂，临证之际，须细心确认，才辨真伪，医者应玩味深思。

王某温病治验并议

王姓某病温失治，卧床两月，奄奄一息，转侧俱废，语言不能，瘦骨锋棱，形如烟熏，无生理矣。予适过之，诊其脉，许以可治，其家迟疑未敢信。书方促令市药，曰：止此一方，服二三剂，必以汗解无疑也。此病若死，天下无不死之病矣。

越三日，复过其居，问之。曰：愈矣。服一剂即转动能言，频进汤粥；再剂微汗，自觉无病，今日已能坐起矣。

问：此病待尽二十余日，唯一息未绝，求医卜神，皆言必死，君何以知为可治？

予曰：此理在脉，难以明言，前曾下过否？

曰：下过数次，日益沉重。予曰：此病之所以久而不愈，今日之所以可愈也。

盖凡温病之起，轻者表热先见，重者表里俱热，究之表热重而里热轻，治以重用清解，驱使汗散，俟表邪既尽[1]，而里有不尽之邪，稍稍攻之，无不愈矣[2]。近来病家喜受泻药，医家又惯于用下，表邪不清，递攻其里，里邪虽去，表邪乘虚内凑，反致病势弥漫，正日虚而邪日盛，此病之所以久不愈也。岂惟不愈，结胸[3]痞满[4]之变，恒从此起。此病之[5]所以不为痞、不为结胸者，热以下减，气以下衰，血以下亏，津液痰涎亦以下匮[6]。表邪入里，无所依以为盘踞之地，无所借以为团结之资也。然已破关直入，岂能不惩自退？故余[7]烬一燃，虚炎四炽，神明[8]为之俱乱，血液为之俱枯，焚灼至今而得不死者，盖亦借有天幸，亦以肾元[9]未竭，真阴尚存一线，故言动业以尽废，两目犹能见物也。

夫天气十五日一变，病气亦十五日一移，邪在人身，岂能常常如一，热无内助又安得不渐渐就杀？吾昨见其脉来浮数无力，知邪已退舍，去表不远，正以阳微阴竭，津液全干，不能酝酿以作汗，故流连不解耳。吾因其势而利导之，微从肌表开一汗路，而重用养阴清热之药，复其阴液，阴液一复，邪热愈轻，轻者[10]

日退，复者[11]自充，自从肌表送出邪气，化汗而解矣[12]。盖其邪为已衰之邪，而[13]其正为新复之正，久旱一雨，枯槁全苏，此病至今日之所以可愈，岂别有回天之术而移人命哉？病家唯唯，予遂去。

【校注】

[1] 既尽：抄本作"尽散"。

[2] 矣：抄本作"也"。

[3] 结胸：病症名。出《伤寒论》，指邪气结于胸中而出现心下痛，按之硬满的病症。多因太阳病误用攻下，与痰水结于胸中而成。又分大结胸、小结胸。

[4] 痞满：病症名。多由表证误用攻下，病邪入里与浊气相结所致。症状为心前痞满不适，按之濡软。

[5] 之：抄本无此字。

[6] 匮（kuì）：空乏、穷尽之意。如《诗·大雅·既醉》："孝子不匮，永锡而类。"

[7] 余：此字后抄本多一"于"字。

[8] 神明：指人的精神活动。包括生理或病理外露的征象，以及人的思维、意识活动。中医认为神明由心所主。如《素问·灵兰秘典论》："心者……神明出焉。"

[9] 肾元：指肾中元阳，又称真阳、真火、命门之火。与肾阴相对而言，两者相互依附为用。肾阳是肾的生理功能的动力，也是人体生命活动力的源泉。肾所藏之精，赖肾阳的温养，才能发挥其滋养身体各组织器官和繁殖后代的作用，脾胃腐熟和运化精微的功能也靠肾中元阳的温煦。

[10] 轻者：指邪热。

[11] 复者：指阴液。

[12] 矣：抄本无此字。

[13] 而：抄本无此字。

【评议】 本案因温热在表，误用攻下，致使邪热入里，气血皆衰，病程日久，病势弥漫，造成气阴两虚于内，而外有余热之邪不尽，病情重笃，症见卧床

两个月不起，奄奄一息，转侧俱废，不能语言，瘦骨锋棱，形如烟熏，脉浮数无力，孔氏诊后，认为真阴未竭，真阳未亡，重用养阴清热之剂，因势利导。一则清热使邪从表汗而解，一则滋阴以充作汗之资。由于辨证精确，用药应手而效，三剂而愈，救患者于危弥之中。案之妙处，在于脉理，脉来浮数，说明邪已近肌表，脉搏无力，是因气阴衰少。断以肾元真阴未竭，从其脉来有根，法以扶正祛邪，使邪热清，津液复，阴平阳秘，则病自愈。

赵姓某伤寒[1]治验并辨夹阴[2]之说

姻戚赵冬月伤寒，延往诊视，问病几日，其父兄曰：昨夕始病，头痛身疼，寒栗[3]殊甚，夜间忽大烦躁，比晓差安而身热如火，手足难移，头着枕上分毫不能举动，恐非善兆也。

予乃入诊，其脉浮大而数，重按全空。予曰：病甫[4]一日，已传阳明[5]矣，鼻干、眉棱骨[6]疼乎？

曰：然。

予出，谓其父兄曰：此病来势甚暴，当用急治，迟则又传，转入转深，解散愈难矣，治之期以今宵愈，药凭吾用，不可畏多也。乃从阳明立治，清热解肌，引以太阳经[7]而重加归、芍、地黄，各至两许，促令热服，遂复其滓。

问：汗否？

曰：汗矣，病亦少退。

予视之，曰：未也，再与一剂，服复如前，汗渐多，诸症愈减。

予视之，曰：未也，复与一剂如前急服。

少顷，家人出曰：病人自觉病愈，但欲安眠，药祈少缓，来朝再服。盖半日之间，已进药六次，饮尽六升矣。

予视之，曰：脉静身凉，病已全瘳，即来朝亦无须药。比来朝，病人果喜笑如常，汤粥频进矣。

坐中阎姓，亦姻戚也，私问予曰：病殊易治，用药何必如此之急？

予曰：凡风寒外因之病，皆宜如此急治。

盖暴感之邪，来势本不可狎，受病之体，正气必先内亏，以内亏之气，当暴感之邪，岂可以备折冲，而供堵御？增以助正[8]祛邪之药力，邪始不能胜矣。然必使其药力绵绵相续，息息相接，无可乘之瑕[9]，无不充之隙，有进无退，邪始逶散而归于尽，若稍一[10]不给，邪气有不乘而猖厥者哉？故今日一药，姑待明日，明日一剂，更俟来朝，此内伤养正之常法，非外感祛，邪之正治[11]也。且此症[12]之来也猛，而其[13]实为夹阴。吾视其脉，浮盛而沉空，浮盛者，阳也，阳非有余，外邪鼓之，则大有余；沉空者，阴也，阴本不足，邪热吸之，则愈不足。阳旺阴亏，变寒化热，半日之间，历太阳而直走阳明，若不驱使急散，则破重垣而叩寝门，一旦夕间事耳。夫趋时不及饭，救急不暇衣，吾乘其邪未入阴之时，清其在经之热，先使病势不加，养其内亏之阴，并令化汗有借，复用开门驱盗一法，授以出路，则雨过云收，转眼清泰，较之纵邪深入，皇皇补救者，事半而功倍矣[14]。而何以不急为哉？

曰：世传夹阴伤寒，皆先有房事，复感寒邪，或已有外感，复犯房劳，治法皆用热药，今君恣用寒凉，何也？

曰：俗医辨理不清，往往有此谬误。夫既以犯房劳、感外寒为夹阴，试问房劳之后，所亏者阳乎？阴乎？

彼世之但有房劳而无外感者，将患其阳虚乎？抑患其阴虚乎？夫阳虚则寒，阴虚则热，不易之定理[15]也。先犯房劳，必是阴虚，阴虚则阳气偏盛，身内已有热征，外邪入之，自然从阳化热。如此症始感太阳，遂传阳明，烦躁不宁，身热如火，阳盛之确征也。身体难移，头重不举，阴虚之明验也。盖内热与外热相引，故吸而易入，阳邪无真阴相制，故炽而愈亢，当[16]此时复[17]以热药助其势，如以济火，顷刻燎原，其犹可扑灭乎？夫夹阴原非夹寒之谓，谓夫外伤于寒，头身痛热之中，复夹见阴虚证耳。阴分之虚本于肾，肾虚病外感，其病较平人为更重，其热自较平人为倍热，何得复用热药？

曰：世有因房事饮冷而死者，俗谓阴证，非阴寒之说乎？伤寒病中，又有表里皆寒者，岂非伤寒夹阴乎？

曰：表里皆寒谓之纯阴，不为夹阴，此非阳气素弱，即因寒凉太过，如《伤寒论》内下利清谷，复[18]胀满、身体疼痛者，此太阳之寒证也。腹内拘急、四肢疼、又大下利而厥逆者，此厥阴之寒证也。凡此之类，皆邪从阴化，表里皆寒，并无微阳少火之参错，谓之为夹，谁夹之乎？至于房事之后，饮冷致变，此真阴未复，阳虚在下，猝遇冷物，火为水束，遂成凝闭，谓之结火可，谓之中寒，亦无[19]不可，即指为阴证，亦阴从外入而夹阳，非阳从外现而夹阴也，较之伤寒夹阴之症，一寒一热相去远矣[20]，君以此为症，何拟之不以伦耶？阎姓乃不复诘。

【校注】

[1]伤寒：病名。有广义、狭义之分。广义之伤寒，为多种外感病的总称。《素问·热论》："今夫热病者，皆伤寒之类也。"《伤寒论》以伤寒命名，即包括多种外感热病在内。狭义之伤寒，指外受寒邪，感而即发的病变。《难经·五十八难》："伤寒有五，有中风，有伤寒，有湿温，有热病，有温病，其所苦各不同。"其中，前"伤寒"为广义，后"伤寒"为狭义。

[2]伤寒夹阴：病名。见明·陶华《伤寒全生集》。指伤寒患者在病中因房事以致病势增剧，或因房事之后，肾经虚损，复感寒邪所致的病症。一般症见面赤微热，或不热，面青，小腹绞痛，足冷蜷卧，或吐或利，心下胀满，甚则舌卷囊缩，阴极发躁，脉沉微细，或浮大无根。常用治则温经散寒回阴，方用麻黄附子细辛汤、参附再造汤等。另外，清·钱潢《伤寒溯源集》有"评陶氏谬论"一节，对上说提出异议。

[3]寒栗：又称寒战、战栗，症名。见《素问玄机原病式》。自觉寒冷，且躯体颤振。见于热病，乃里热炽盛，阳气不得发越所致。另可见于疟疾、阳虚等症。

[4]甫：才；刚刚。

[5]阳明：《伤寒论》六经之一。阳而曰明，就是阳气极盛的意思。《伤寒论》："阳明之为病，胃家实是也。"阳明主里，统属肠胃。阳明又分经证、腑证，此指经证，乃无形之热亢盛于里。

[6]眉棱骨：即现代解剖学的额骨。中医认为眉棱骨是阳明经循行的部位。

[7]太阳经：《伤寒论》六经之一。专主一身之表，统摄荣卫，有抗御外邪

的作用。外感之邪，中于肌表，而引起荣卫失调的病理反应，称作太阳病。

[8] 正：抄本无此字。

[9] 瑕：系"暇"字之误。

[10] 一：抄本无此字。

[11] 正治：原意指逆其疾病征象而治的通常治疗方法，此指正确的治疗方法。

[12] 症：抄本作"病"。

[13] 其：抄本无此字。

[14] 矣：抄本无此字。

[15] 定理：抄本作"理定"。

[16] 当：抄本无此字。

[17] 复：抄本无此字。

[18] 复：抄本作"腹"，当从之。

[19] 亦：此后抄本有"无不"二字。

[20] 矣：抄本作"也"。

【评议】本案乃房事之后，阴亏于内，阳盛于外，复感寒邪，入里化热，病变迅速，症见头痛身疼，壮热寒战、夜烦晨安、手足难移，头痛不举，鼻干、眉棱骨痛、脉浮大而数、重按无力。实为阳明热盛，伴有肾阴不足之阳旺阴亏之证，治以清热解肌，以除阳明之热盛，加之引太阳经药，导邪热从肌表而出，并重用归、芍、地黄之类，大至两许，以滋亏乏之阴液，半日进药六升，救病人于顷刻之间，确令读者拍案叫绝。本案对病机的分析，更是丝丝入扣，见识不落俗套，知常达变，高人一筹。更妙之处，在于服药方法，半日进药六次，药力绵绵相续，息息相关，使邪气无可乘之暇，逼其外出，提出暴感之邪的服药方法，确异于内伤调理之常法，堪令医家仿效。

议丁姓某温病误下及乃室温病失下之治并附治验

丁姓某酒客也，耽饮成疾[1]，复病温热，咳嗽吐血，昏不知人，循衣摸床，危证俱见。延予往视，适有投以大承气汤[2]者，比予至，药已服矣。

予询其症，入诊其脉，出谓病人兄弟曰：下之太早，误矣。此三阳合病[3]，法当用白虎汤[4]。硝黄入腹，势必增变，危益[5]加危矣，当仍以下药救之。书方用栝楼、枳实、橘红、贝母、芩、栀之属，而加柴、葛以解其肌，大黄以开其结。

乃兄讶曰：适言大黄之误，何以又用大黄？

予曰，君知医者，此仲景之法，顾不识乎？《伤寒论》凡误下成结胸者，例用大小陷胸汤[6]，今病人素以耽酒，湿热中蕴，近因咳嗽，痰聚膈上，度其胶结壅瘀之势，即利痰开胸，犹恐不胜，而适间所用之药，又舍上焦而泻肠胃，中气[7]一虚，外邪内陷，膈上之湿热痰涎，有不搏聚而为结胸者乎？夫审机期于未著，消患贵于未萌。今病机已著，其患已萌矣[8]，及其犹未成也，先开其胸中之痰，而[9]以大黄领之使下，俟外邪内陷之时，虽有结聚，亦不甚大为害矣。况又有表药领邪外散乎？盖前之大黄所以为误者，以随芒硝之成寒，直走下部，适以诛伐无过，而伤其正也。后之大黄所以必用者，以协楼、贝之辛润，横行膈上，实以开荡浊邪，而散其结也。君但用之，时至来朝，姑留半日一夜之隙，俟前药泻尽，此药可服矣。

曰：下而又下，病人能支乎？

予[10]曰：予岂不知虑此？舍此别无法也。以其痰之上在胸膈也，莫如吐剂，然病人前曾[11]嗽血，今犹未止，投以瓜蒂、栀、豉之涌吐，逆气上奔，血随痰溢，是求生而转促其生也。以其痰之多且稠粘也，莫如大陷胸[12]，然病人血从何处出，阳络[13]必伤，投以甘遂之峻烈，毒气内伐，摧残愈深，是治病而反其病也。不得已，故用大黄之熟者[14]，合同痰药，从容搜涤，此亦不能不亏损正气，而较之结成已[15]后，大攻大下，则有殊矣。且其脉来有神，肾元尚壮，是则危险之中，所可恃以无恐者。夫十围之木，千寻之干，岂一斧再斧[16]之斫能拔其根哉？君请勿疑，此病吾任其无他。

及予去，而病人兄弟竟不敢用予方，以是日服承气[17]后，大泻六七次故也。逾二日，病人胸膈高胀，气道闭塞，喘促欲绝，乃兄脉之，以为无复生之理，遂取予方为一掷之计，服下，胸膈稍平，喘息渐止，再进一剂，泻痰一二次，病人乃徐苏，饮食微进矣。复延予，立清解之方，服七八剂，病遂全愈，愈后数日，而其室乃病。

丁姓之室某氏，以夫病焦劳月余，眠食尽废，得病之始，便苦昏沉，数日后，人事茫然矣。时其夫犹惫不能起，夫兄代主其事，惩前病，不轻投药，取予前案所立清解方，姑试一二剂，不知前治其夫于久病之后，解邪兼以养正，以正复而余邪易去也。此治其妻，于方病之始，清热不宜养阴，以阴盛而痰涎愈充也。治法既误，病遂日重，缠绵二十余日，奄奄一息，呼吸垂绝。

适予过其门，邀入诊视，其脉沉细而涩，仅[18]足四至，欲观其舌，口开舌已缩。予细询其始末诸症，盖不言不动者，已数日矣。予出，诸丁问何如，予曰：此下症也。

前症以用下药太早，几至不救，此症以失下日久，又将不救矣。过与不及，为害正同，虽然，此症不下，不复得三日延。

其老人曰：病势危迫如此，何敢议下？且不食二十余日，肠中尚有物乎？

予曰：人之胃与大小肠，盘叠腹中，其路甚迂，其藏贮亦甚广，自非洞泻[19]多日，决无空无一物之理，至于病势危迫，正以失下之故，非过下而至此也。何所惮而不敢议下？盖此症之可下者四：脉沉而涩，中必有结，一可下也；大便久废，余滞何往？二可下也；舌胎干厚，胃有实热，三可下也；鼻孔色黑，大肠燥结，四可下也。推[20]脉仅足四至，气息奄奄，不言不动，此处最易惑人，吾为诸君悉言其故。

夫热邪之病人，其令人谵狂、昏乱、脉气偾张者，亦借人之气血津液以助其势。如一夫夜呼，百室沸腾，声闻遐迩，震耳骇心。非尽倡乱者之威，亦惧乱者之形情张之也。此病方盛之时，脉势且勿深论，只其谵言妄动，烦躁不宁之数象，岂非有耳所共闻哉？前已见热，岂能不清而自变？热已内袭，岂能不解而自平？然而热盛之极，渐渐耗其气血，渐渐[21]损其津液，渐渐而气血为之不给，渐渐[22]津液为之尽亏，若使失今不治，且将日消日涸，奄然枯僵以归于[23]尽，而犹望其[24]脉形两壮，气高声扬，而现热征，必不得之事矣[25]。

是故阴极似阳，阳极似阴，非真似也。赤釜沸水，水竭而釜亦不鸣；烈火焚薪，薪尽而火亦无炎。吾于此症，不以其脉四至为断，而以其脉之沉涩为断；不以其形气不足为凭，而以其神识不清为凭。盖以外现之阳邪，既以灼阴而蚀气，内陷之真热，料必焦胃而枯肠。清之恐其不及，润之恐其不周，惟于攻下之中，佐以清润，庶几人不伤而病可解，然非一味直泻，强以难任也。诸君何畏焉？丁姓长幼皆唯唯。乃以地黄、归、芍、郁李仁之属，佐大承气汤，服下一日夜之久，始下结滞二三升，肢体活动，饮食渐进，人事总未甚醒，其家走问于予，欲再服前药。予曰：此病去而精神未复，当静俟之，此药胡可再也？

逾数日，予复过其居，其夫匍匐仅能起，道谢不甚成辞。入视病者，则精神爽亮，日进四餐矣。

【校注】

［1］疾：抄本作病。

［2］大承气汤：《伤寒论》方。由大黄、厚朴、枳实、芒硝组成。功能软坚润燥，破结除满，荡涤肠胃，急下存阴。治阳明腑实，大便秘结，胸脘痞闷，腹部胀满，硬痛拒按，甚则潮热谵语，苔黄厚而干，或焦黄起刺，脉沉实，或热结旁流，虽下利清水臭秽，而腹满痛不减，按之坚硬，口干舌燥，脉滑数；以及热厥、痉病或发狂之属于里热实证者。

［3］三阳合病：病名，见《伤寒论》。指综合太阳、少阳、阳明三经证候，但以阳明经为主的疾病。《伤寒论》："三阳合病脉浮大，上关上，但欲眠睡，目合则汗。""三阳合病，腹满，身重，难以转侧，口不仁，面垢，谵语，遗尿，发汗则谵语甚，下之则额上自汗，手足逆冷，若自汗出者，白虎汤主之。"

［4］白虎汤：《伤寒论》方。由知母、石膏、炙甘草、粳米组成。功能清热生津。治阳明经热盛，或温病气分热盛，症见高热头痛，口干舌燥，烦渴引饮，面赤恶热，大汗出，舌苔黄燥，脉洪大有力，或滑数。

［5］益：抄本作"愈"。

［6］大小陷胸汤：二方俱是《伤寒论》方。大陷胸汤由大黄、芒硝、甘遂组成。先煎大黄、去滓，入芒硝再煎，后入甘遂末，分二次服，得大便则停服。功能泄热逐水。治热邪与水饮互结的结胸症，症见头汗出，身微热，或日晡小有潮热，舌燥口渴，短气烦躁，从心下至少腹硬满而痛不可近，大便秘结，脉沉而紧，按之有力。小陷胸汤由黄连、半夏、瓜蒌实组成。功能清热，开结，涤痰。

治伤寒误下、痰热互结于心下，胸脘痞满，按之则痛，苔黄腻，脉浮滑者。

[7]中气：此处指中焦脾胃之气和脾胃等脏腑对饮食的消化、转输、升清降浊的生理功能。

[8]矣：抄本作"也"。

[9]而：抄本无此字。

[10]予：抄本无此字，当从之。

[11]曾：抄本无此字。

[12]大陷胸：指大陷胸汤。

[13]阳络：此指位于体表或上行的脉络。《灵枢·百病始生》："阳络伤则血外溢，血外溢则衄血。"

[14]者：抄本无此字。

[15]已：抄本无此字，庚午本为"巳"。今据意改。

[16]再斧：抄本无此二字。

[17]承气：指大承气汤。

[18]仅：抄本无此字。

[19]洞泻：病名。出《素问·生气通天论》等篇。①指寒泄（见《圣济总录·泄痢门》）。症见食已即泄，完谷不化。治宜温中。②指濡泻，又称湿泻（见《医宗必读》）。因湿气伤脾所致。症见泻下如水，或大便每日数次而溏薄，苔腻，脉濡。治宜化湿和中。

[20]推：抄本作"惟"。

[21]渐渐：抄本无此二字。

[22]渐渐：抄本无此二字，后多"而"字。

[23]归于：抄本无此二字。

[24]其：抄本无此字。

[25]矣：抄本作"也"。

【评议】以上两案皆为温病，并均以昏沉不省人事为主症，似乎病出一辙，但辨证审因，就不难看出二者的不同：一为误下，一为失下。丁氏之案，乃因素嗜饮酒，湿热痰浊内蕴，复感外邪，出现咳嗽吐血，昏不知人，循衣摸床，证属三阳合病，方应以白虎汤。但庸医用大承气汤攻下，一则伤其正气，一则痰浊结于膈形成结胸，孔氏用清热化痰开胸之小陷胸汤加减，药用瓜蒌、枳实、橘红、贝母、芩、栀之属，加柴、葛以解肌，复加大黄以开结，应手而效，复用清热养正之剂调理善后。丁妻之案亦为温病，始病则见昏沉不识人，乃痰热内结、邪热上蒙清窍所致，应用下法，而误治以清热养阴，使病情加重，出现奄奄一息，呼吸垂绝，不言不动，舌缩不能言，脉沉细而涩，每息四至，舌苔干厚，鼻孔色黑，为大实有羸症。治宜攻下之中，佐以清润，药用大承气汤加地黄、归、芍、郁李仁，救病人于危急之中。由此一斑，可见辨证的重要性。另外，药物的配伍亦至关重要，大黄一味，配芒硝则咸寒直走下部，伐伤正气，造成结胸，使病情加重；瓜蒌、贝之辛润，则横行膈上，开胸荡浊而散痰结，救病人于危重之中。如此失之丝毫，差之千里，值得医家借鉴。

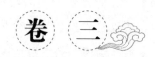

议岳姓彭姓伤寒入里同病异治之故

岳姓某病伤寒，积日不愈，汗出既多，沉睡不醒，昏不知人，脉之沉细，得六至，少阴症也。予以清热养阴之药，重加党参，兼[1]加桂附以愈之。

彭姓某病伤寒，积日不愈，频经误下，厥逆畏寒，舌卷囊缩，脉之沉细，亦六至，厥阴症也。予以清热养阴之药，重用党参，多加芩、栀以愈之。

识者谓予曰：岳姓昏不知人，明系热证；彭姓厥逆畏寒，确属寒因。以此二症，质之仲景《伤寒论》，岳宜攻邪清热，彭宜温经回阳，而君反之，卒以收效，何也？岂古法不尽可遵欤？抑别有说欤？

予曰：岂不可遵，予之治此二病，正是遵依古法。惟伸缩变化，别有斟酌于其间，此中合而不合，不合而实合之故，吾不明言，君亦不及察也。请为君道其详。

考仲景之书，汗漏不止者，宜桂枝加附子汤[2]。少阴病，口中和，背恶寒者，宜附子汤[3]。又曰：热深厥亦深，热微厥亦微。又厥少两阴篇中，凡四肢厥逆，恶寒蹉卧等症，必兼下利不止，小便清白，乃为纯寒，用四逆汤。此仲景之法也。

今岳姓昏不知人，未尝不是热证，然脉来沉数之中，无根无力，兼以头汗时出，满面浮光，衣被偶开，色辄惨变，是其为症也，邪热不浅，虚寒实深。盖其人素为遗精便浊之人，真阴之亏损已久，而其病又在大汗频仍之后，表阳之固护已疏，不用参、附，无以挽其外散之阳；不用归、地，何以生其垂绝之阴？至于此症之治，培本之意多，祛邪之意少。方中地黄、参、附多于清热之品，以其人本弱，脉之无力无根也。质之仲景汗漏加附子、恶寒宜附子之说，宁有殊乎？

彭姓厥逆畏寒，未尝不是寒因，然其脉来沉数之中，鼓击有力，根脚亦固。

兼之口苦耳聋，舌苔干厚。是其为症也，标寒犹假，本热属真。盖其人本非恬养安闲之人，筋骨之磨历先壮，而其病起于攻下迭用之后，荣身之阴液遂亏。阴亏液减，阳反内凑，故无正气以卫肢体，而厥逆畏寒之症现；内挟邪热以烁筋脉，而舌卷囊缩之症作。吾于此症之治，略举其外显之假寒，清其内陷之真热。方中虽用党参，第取其化气以生津，非用以培阳而壮表也。亦以其人之本强，脉之有根有力也。质之仲景热深厥深、热微厥微之说，又有异乎？

夫吾人读古人之书，考古人之法，亦顾其大意何如耳？失其意而泥其迹，随处法古，实随处失古；得其意而善其用，无一是古，即无一非古，而何必规规于症治之纤悉以求似哉？识者乃大善予言。

【校注】

［1］兼：庚午本为"间"，从抄本。

［2］桂枝加附子汤：《伤寒论》方。桂枝、芍药、炙甘草、生姜各三两，大枣十二枚，炮附子一枚。治太阳病发汗太过，汗出不止，恶风，小便难，四肢微急，难以屈伸，及寒疝腹痛、手足冷，身痛不仁等症。

［3］附子汤：《伤寒论》方。炮附子二枚，茯苓三两，人参二两，白术四两，芍药三两。功能温经助阳，祛寒化湿。治阳虚寒湿内侵，症见身体关节疼痛，恶寒肢冷，苔白滑，脉沉微无力者。

【评议】案中患者皆是伤寒入里之病，其异治之故，在于二者体质不同，脉证相殊，因而辨证不一，用药有别。并由此说明读古人之书，要"得其意而善其用"，切不可"失其意而泥其迹"，这是实践之心得。

温热时毒有发颐症不可轻用汗剂附治验二则

伤寒温热之病，初起皆宜汗。其不可汗者，惟风温、湿温一二症而已，否则亡血虚家之属。若其人方壮盛，症宜外散，乌有不可汗者？然予尝[1]见两症，竟不容以汗剂解，非其人之不可汗，症之不宜汗也。汗之而致变，不如无汗，生死之关，惟其慎而已矣。

其一为本族之女，年十九矣。病温十余日，烦躁不宁，大渴引饮，两颐俱肿，脉数甚。予以重剂白虎汤愈之。愈后，惟两颐不消，欲用荆防败毒散[2]。予曰：不如外敷，即用药亦不宜升散之品。其父知医，竟与服。未几，咽喉肿痛，饮食不下，连用清降之品，卒至脓溃乃瘳。

其一为姻亲之女，年十四五。病温五六日，便溺不觉，昏不知人，脉数甚，亦两颐俱肿。予以清热凉膈之药治之，五日乃醒。醒后进诊，腕皮尽干，绽裂翕张，寸寸欲脱。问之，盖周身之皮已尽死矣，其两颐之肿亦未消。月余，脓溃而愈。

亲友谓予曰：此症皮死而人存，足征药之为功。然当时何不早为之计，俾表里两解，无损其皮，天下其有症可治而皮不可全者？

予曰：诚然，然使其皮可全，此症之愈已久矣。惟未药之先，表气过实，皮间从不透汗。既药之后，两颐俱肿，表剂又不可服。是以热毒外蒸，皮皆枯裂，剥床以肤，救之无术。今皮已尽脱，人无余患，是即不幸中之幸，未足追悔也。设使当时强用表药，表解汗透，当不至是。然恐皮则可存，人将难言矣，何也？两颐之内，逼近咽喉，表药升散，势必上窜。谅此呼吸有限之地，左右夹肿，隙已无多，重以诸经之邪热，随表药而升腾齐上，道狭在所必经，气同易于合势，顷刻之间，聚者益聚，结者益结，内攻外胀，堵绝气道也。向者本族之女，大病已解，惟余两颐，一见荆防，犹碍食饮，况此病热邪方盛，可用表药以尝试乎？及其内热全清，表热未尽，可用表散，而皮已裂而为缝，张而为壳，焦枯干厚，不可复润矣。岂故听其脱落而莫之救哉？

曰：方书载时毒发颐例用连翘败毒散[3]、荆防败毒诸汤散，如君之言，方书尽误乎？而世俗用之，又多取效，何也？

予曰：方书不误，此亦顾其肿之浅深何如耳。盖颐下本阳明经所行之地，而咽喉两旁，又两阳明、少阳之所以上下也。其肿之为凸而赤红也者，必发自阳明。阳明之经偏于表，得表药则易于外达。其肿之为平而紫暗也者，必发自少阳，少阳之经近于里，得表药则难于外出。夫易于外达者，既不尽达于外，而去里为远，犹不大阻气道；难于外出者，倘不尽出于外，则入里甚近，必至闭塞咽路矣。吾前所见两症，其肿俱不甚高，其色俱不甚红。故一于病退之后，嘱以勿用升散；一于方病之时，断定不用表药。若使其肿在浅处，结在皮间，则邪毒可随汗解，得表药而其愈倍速矣，何荆防之不可用乎？

亲友曰：善。此中斟酌，析及毫芒矣。请书之以告世之治温热者。

【校注】

［1］尝：庚午本为"常"，从抄本。

［2］荆防败毒散：《外科理例》方。由荆芥、防风、人参、羌活、独活、前胡、柴胡、桔梗、枳壳、茯苓、川芎、甘草各一钱组成。治疮疡肿毒，肿痛发热，脉浮数等。

［3］连翘败毒散：《证治准绳》方。由羌活、独活、连翘、荆芥、防风、柴胡、升麻、桔梗、甘草、川芎、牛蒡子、当归尾、红花、苏木、天花粉组成。水酒同煎。治发颐初肿，痛疽初起，憎寒壮热等。

【评议】案中举两例说明温热时毒有发颐症不可轻用汗剂之因，盖因其症肿不甚高，色不甚红，病已偏里，若用表药汗之，邪反难出而易于闭塞咽路。此案辨证分析详明，施治不同一般。读此，便可知温热时毒兼有发颐症之治，临症则无误治之虞了。

辨伤寒热入血室症及治法并附治验数则

客讯于予曰：邻妇有病者，头身疼痛，发热恶寒。延医治之，热已退矣，而胸满胁痛，妄见妄言，入夜尤甚。医用开胸理气药不效，更医用痰药加大黄攻下，亦不效。日益沉困，此为何病？

予曰：其年几何？子女若干岁矣？

曰：年未三十，一子不过再周。

予曰：此必热入血室症也。血室者，妇人之血海，冲脉之大汇，肝所主也。其脉起于气街，上布胸中，又与阳明之脉相萦，故病则胸满胁痛也。妄言妄见者，心主血，热入其室，扰及神明，故主昏而谵妄也。以其主病在阴而不在阳，在血而不在气，故昼日阳气为政，虽病犹轻，入夜阴气用事，为病弥甚也。开胸理气诸药治不及血，安能取效？至用痰药攻下，则失之远矣，此古法所最禁，医家之大误也。

曰：热入血室之病，曩亦闻之，其症云何？治之当用何药？

予曰：仲景《伤寒论》中言之详矣。其得于经行已尽之后者，血室已空，热邪乘虚弥漫深入；其症胸胁下满，如结胸状而谵语；治法刺期门以泻其热，以其病内连脏腑也。其得于经行未尽之时者，热与血搏，血必为结，热亦被阻；其症往来寒热，发作有时如疟；治法用小柴胡汤和解，以其病在半表半里也。又有发热之时，经水适来，经已半结，热复大扰；其症或兼胸满呕逆，或兼往来寒热，昼犹明了，夜则谵语如见鬼状；治之无犯胃气及上二焦，盖亦不越和解一法。今开胸之药已伤上焦，攻下之药实夺胃气，古人所禁而今皆犯之，适以鲁莽增病耳，尚望愈乎？

曰：热入血室止此数症乎？治法亦尚有通变否？

曰：男子亦有此症。《伤寒论》云：阳明病下血谵语者，此为热入血室。但头汗出者，刺期门。盖男子本无血室之说，然血室属在冲脉，男子之冲脉与女子之冲脉同也。阳明之脉下乳夹脐，与冲脉会于气街，冲以血虚而受邪，自挟阳明之脉逆行上犯，故随阳明现症。其所以异于女子者，女子经来热入血室，则如结胸状而谵语，从阳明里也。男子下血热入血室，则但头汗出而谵语，从阳明表也。予平日数经此症，皆不在男而在女，而其症亦有异于古所云者，故治法少有变通，不尽如古也。

一为姻戚家女，伤寒瘥后，饮食不进，胁胀胸满，入夜直言见鬼，指示鬼在何处，着何衣履，如何击我，如何扼我，甚则气闭声嘶不止，如见鬼也。其家以为祟。予询其父母，知其病时曾有经事，曰：病易为也。以小柴胡重加清热和血之品，数剂而愈。

一为族间佃户之女，伤寒月余，屡经汗下，病转沉重。予见时，昏不知人，言动俱废矣。诊其脉，弦细涩数而不甚沉。予疑曰：症似少阴，脉似少阳，何也？且涩数并见，必有热搏血聚之虞。因问其母：此女能言动时，曾谵语见鬼否？经期过已几日？答言不知，但见其私衣有污处前，曾微微谵语，不闻见鬼也。予曰：是矣。亦以小柴胡重加清热和血之品加以宣导，再剂遂愈。

又一妇产后伤寒，败血不行，坏结小腹，胁下痛甚，外症亦乍寒乍热，然休作无时不如疟，亦不谵语也。医以攻瘀破滞之药频治不效。予曰：此热入胞宫，外邪束之，当比热入血室例，先解外邪，不宜直攻也。亦以小柴胡汤加归、芍之属愈之。

此外，经历颇多，不能遍述也，然筹之详矣。妇女伤寒及温热诸病，过期失治，往往淹滞旬月，岂有少年闺阁病愈多日而经事不行者？及热入而并见，又多夹在诸经症候之中，而医不能识。见其满痛如结胸也，则攻其胃中之热。见其胁痛而且呕也，则以为[1]肝气上逆。见其昏狂如见鬼也，则以为痰入心窍。惟往来寒热，或者识为少阳之症，然与他症杂见，则又置少阳不论矣。夭[2]枉人命，往往由此。予以问症加详，不忍遗其所讳，是以未蹈此弊。惜乎不谙针法，期门未敢用刺，亦临症之大憾也。然以甘寒佐和解之剂，亦可以由少阳而清及阳明，少退上炎之热势矣。

客曰：尚有疑者，邻妇之病，热已退矣，更有何热入其血室？且血热既属冲脉而主于肝，治法反从少阳，何也？

予曰：热果真退，何以复有此病？仲景论此，始言热除身凉，继以胸满谵语等症，正恐后人误认。盖表热全退之时，即里热全聚之时，惟其身体凉和，极似表解，乃致血室沸腾独受邪热也。至病属厥阴而治从少阳者，肝与胆连，其气相通，和此即所以解彼也。且厥阴居内主疏泄，其气直上而直下，从此祛热则用攻。少阳居外典开合，其气可内而可外，从此治热则宜和。和则热退而阴不伤，攻则邪去而正亦损。此中斟酌，胡可易言？

客曰：善。邻妇之病当令延君治之。予亦允诺，乃书仲景之法，托客以达医，曰：善与医商，勿言吾意也。客乃去。

【校注】

[1] 为：庚午本无"为"字，从抄本。

[2] 夭：庚午本为"天"字，从抄本。

【评议】此以临证之成败，议伤寒热入血室证及治法，既详且精，发前人所未发。概言之，辨热入血室，首要在于得之经行之时，其症则以谵语为主，治之则宜和解之法，用小柴胡汤酌加清热和血之品。如此，则无误也。

辨某姓女胸痹症并附治验数则

姻戚某姓之女，病胸膈痞闷数年矣。甲寅之春病增剧，呼吸阻碍，时静时烦，甚则气不得息，奄然欲绝，如是月余，卧床不复起。

延余往视，其脉阳微而阴弦，似结非结，谓其父曰：此胸痹病也，法当用栝楼薤白白酒汤[1]。缘令媛久病之躯，阳气过微，栝楼所不任，而薤白一味，近处又不可得，从宜变通，但助胸中之阳而疏通其气，病亦可以渐愈，然非多剂频服不可。

乃父讶曰：何谓胸痹？

予曰：风寒湿三气为之也。其始感也，止在皮肉筋脉骨节之间，久而不愈，重感于风寒湿之邪，则浸淫内袭，脏腑受病矣。夫脏腑非受邪之地，而邪得袭之者，新邪与旧邪相踵，其气既盛而难御，脏腑与经气相通，其窍又顺而易入，故皮痹不已，复感于邪则入肺；脉痹不已，复感于邪则入心；肌痹不已，复感于邪则入脾；筋痹、骨痹不已，复感于邪则入肝、肾。邪之所凑，其气必虚。正虚邪盛，病势安得不剧？其所以呼吸阻碍者，寒主凝闭，气道本为不利，湿胜生痰，窍隧又被堵塞也。其所以时静时烦者，风有作止，止则气平而有似乎退，作则气上而复受其扰也。夫三气合邪，盘踞脏腑，如浓云密雾布覆太空，胸中空旷之地，安能当此填结？数年之胸膈痞闷，与近日之气闭欲绝，皆是此故也。此必胜以阳药，领以辛散，使由脏而返于经，由经而达于表，方得邪从汗解，故非多剂频服，不能奏全功。书方与之。

数日，复遇病者之父，殷勤致谢曰：前日断症不错，予检方书，果是痹症，乃心痹也。

问：何以知为心痹？

曰：书云：心痹者脉不通，烦则心下鼓，暴上气而喘，嗌干善噫，厥气上则恐，数语悉与症符，是以知为心痹无疑。

予曰：诚然。然《痹论》又云：肺痹者烦满，喘而呕。令嫒之胸膈痞闷，呼吸不利，正是此病，亦可尽归之心痹乎？夫心与肺俱位胸中，而心主血，肺主气。心犹君主之职，坐镇而为；肺则傅相之官，治节所出。心犹阳中之阳，位离而属火，阴邪犯之不甚易；肺则阳中之阴，居兑而属金，浊阴投之则易合。故此病中于心者浅，中于肺者深。中于心者犹有忽进忽退之时，中于肺者并无暂解暂开之会。以其形症所现，心肺并有，故不言心肺，而曰胸痹，盖言胸则可以并赅心肺也。今君但以为心痹，势必舍肺而专责之心，肺病不除，气何以运？则邪之客于心包者，亦无由外散，药将日用而无功矣。且胸痹之名出于《金匮》，治法亦甚详细，非予一人之私言也。病者之父自谓知医，竟不用予言，而取方书治心痹之成方，连投数剂。及不效，则曰：痹入于脏者死，此死症也，药将奚为？

噫！执泥如此，信不如无书之为愈矣。其后病者亦未尝死，出阁数年，但卧床不起，以旧病未痊也。而予生平治此症，则实未尝不效。

有张姓妇，年可五十，胸膈烦满，喘息不利，兼之四肢懈惰，发咳呕水，腹满膜胀，胸痹而兼脾痹之病也。予以桂、附、参、苓、半夏、枳、橘之属愈之。

又朱姓妇，年未三十，胸膈满疼，逆气上塞，兼之月事不顺，少腹有块，脉来弦紧，胸痹而兼血病之症也。予以桂、附、参、苓、枳、橘、芎、归之属愈之。

又李太学冠瀛者，因冒甚风大寒，始患气逆，渐而胸中闷疼，渐而胁肋膜胀。予脉之曰：《金匮》云：阳微阴弦，胸痹而痛，即是症也。以姜、附、半夏、参、术、桂枝之属投之，亦就愈。

独于此女之病，审之甚确，议之甚详，而竟不见痊，果药之无当欤？治之不专欤？抑其父之执拗自用而不相信欤？人非理所素谙，业所素精，慎勿强作解人，贻识者以笑柄也。

【校注】

［1］栝楼薤白白酒汤：《金匮要略》方。瓜蒌实一枚，薤白半斤，白酒七升，同煮分二次服。功能通阳散结，行气祛痰。治胸痹，症见胸部隐痛，甚至胸痛彻背，喘息咳唾，短气，脉沉迟或沉紧。

【评议】胸痹一般泛指胸膺部窒塞疼痛为主的病症，多为痰浊、瘀血等阴邪凝结，胸阳失宣，气机闭阻，脉络不通所致。治以温阳益气，行气豁痰为主，兼以活血通络。案中所论胸痹，与此不同，乃《内经》之心痹、肺痹之合称。然其本有据，其论有理，其治多验，亦可补胸痹之一说。

辨小儿痿症并附治验数则

有问于予者曰：去岁夏秋之交，小儿多得奇症，不寒不热，饮食如常，二便如故，周身亦无疼肿之处，惟颈项肢体软不能举，行坐屈伸俱废；诊其脉，亦无危恶不治、甚实甚虚之象，而卧床不起者，比比是也。此为何症？当作何治？

予曰：以《经》考之，此为痿症，肺病也，治当兼取阳明。

曰：痿为虚证，多出于酒色过度之人。小儿天真完固，何以亦有此症？且痿之属于肺，何也？

予曰：五脏皆禀于胃，而为之传送者，肺也。肺为气之总司，荣卫之气自肺而布，始能达于筋脉，充于肌肤，运于肢体，周于皮毛。若肺病而治节不行，则五官百骸皆不得禀气以为运动之资，即欲不痿得乎？《经》曰：肺热叶焦，则皮毛虚弱急薄，著[1]则生痿躄，此之谓也。又曰：五脏因肺热叶焦，发为痿躄。夫肺不自热，必君火内生，相火旁烁，然后枯燥叶焦，至叶焦而气不运，则膹郁熏蒸，其热益甚，诸脏亦因之而愈热矣。因而心气热则脉痿，枢折胫纵，足不任地，肺兼心病也。因而肝气热则筋痿，胆泄口苦，筋膜干急，肺兼肝病也。因而脾气热则肉痿，胃干口渴，肌肉不仁，肺兼脾病也。因而肾气热则骨痿，腰脊不举，骨枯髓减，肺兼肾病也。夫病至脏症迭现，岂小儿所能任？亦岂专病小儿？而小儿多病者，童年心火独亢，兼之烈日炎风，不知畏避，盛夏之时，肺已受伤，入秋之后，复感燥气，火有余威，而金乏水润，故一病而痿不能起。此非天真不完之故，乃脏气偏盛之害也。至谓痿为虚证，理亦不谬，然考之《内经》，脉痿或由于亡血，筋痿或由于好内，肉痿或由于居湿而多饮岁，骨痿或由于忍渴而多劳。其故不尽关于肺热，而亦不尽出于酒色，统而归之酒色过度，则俗传之误也，且与小儿之痿症无涉。

曰：痿为肺病，治当专归之肺，而又兼取阳明何也？

予曰：此亦《内经》法也。宗筋者，毛际横骨上下之竖筋，贯腹背，上头项，下髋臀，主束骨而利机关者也，而阳明实润之。冲脉者，三阴三阳十二经之海，渗诸阳，灌诸经；渗诸阴，灌诸络，主养筋而温肌肉者也，而阳明实合之。夫藏精起亟岂阳明一经之力，然阴阳总宗筋之会，而会于气街，属于带，络于督，而实阳明为之长。阳明虚则宗筋纵，而诸脉皆弛，乃堕废而不用矣。故痿虽肺病，而土实金母，抑且万物之母。阳明无病，虽有肺热，但病肺耳，必不成痿，以胃中上升之精华，不能由肺而散布于肢体，而中州外行之余气，犹可由经而营养其筋脉也。惟肺热叶焦，阳明又虚，乃致筋脉失养而成痿。治痿者安得不兼取诸此？

曰：君言甚为确凿，亦尝用此法以治此病否？

予曰：向在曲阜，有周姓女，年十三矣。病颈软足软，手不能举，坐立俱废，一人抱以来。其叔父素以医名，不能治也，谆求诊视，且询病情。予为书案立方，一剂而效，再剂而愈。

又某姓儿，病亦类同，踵周而来，并恳如周立方。予诊之曰：周女之脉数而缓，肺热而脾家之湿气盛也。此儿之脉数而滑，肺热而胃中之湿热并盛也。病形虽同，法当异治，若用一方，必不效矣。书方与之，亦获效。

此二症犹能记忆，大约随症立治，不必一格，而肺胃之药总不可少，犹舍规矩不能成方圆，舍六律不能正五音也。君以为何如？其人曰：善。惜吾不读《内经》，未能深谙此理，盖犹疑痿为肺病，与兼取阳明之说。噫，予亦多言乎哉！

【校注】

[1] 著：原文为"着"，据《素问·痿论》改。

【评议】本案以小儿痿症为例，分析痿症之成因及其症状，详论痿证属于肺，与治当兼取阳明之理。处处的确，语语明快，足以补前人之未备，亦可资临床之借鉴。

议孟聚五小便不利症

姻戚孟聚五，亚圣裔，以贡生守选在家。年逾六旬，艰于小便，其症似淋非淋，每欲溲则气串而下，腰背先疼，甚则鼓结于腰臀之间如鸡鸭卵，小便点滴，移时不尽，或溺未下而大便已出，忽溏忽水，总不能禁。遍用治淋之药皆不效，病数年矣。

丁巳冬，遇予于从弟斗南家，遂求诊视。视毕，为立案曰：两尺浮细而近于弦，肝脉也。见于尺部，是为子乘母位；见于浮分，则督脉俱病矣。经曰：足厥阴肝之经病为腰疼、俯仰不利，为遗尿，为闭癃。又曰：督脉为病，不得前后。以脉症参之，此症之治，当责之厥阴与督脉二经。且厥阴之脉绕阴器，入少腹；督脉起关元，抵阴循茎，合篡绕臀，挟脊而上，正当今之病处，故须于二经求之。夫肝主疏泄，督总诸阳，肝气郁则疏泄之职弱矣，阳气闭则痹而不得通矣。此症疏肝经之气，当先养肝家之血；宣督脉之阳，必先开督脉之闭，寻常利小便诸药无当也。

案出，聚翁阅一过，未及细谈，即促立方，且求速效。

予曰：数年之病，责效旦夕，势所不能。且此病细微曲折，非可以大开大合、直行直治，姑依方用药，将来犹有变化，不可求急也。

曰：服或不愈，何处寻君？

予仍与翁期之斗南家。

孟去，斗南问予曰：聚翁之病，向来无此治法，今始改弦易辙，得效亦未可知，顾何以知其肝气之郁在气分，而先养其阴何也？

曰：木喜条达，气偏乎阳，非血不足以丽之。经所谓奭弱招招，如揭长竿末梢，此肝之平脉，见于本宫者然也。今弦在尺部，下陷肾中；细而不长，肝气已促；浮而软，肝血不荫。气短血少，而借母气以自养，如贫儿浪子盗窃父母之衣粮，老年衰竭之肾气，岂堪供其挹取乎？夫肾，膀胱之源也。源本不旺，又被肝气吸引而上，无余气以输膀胱，故气化日窘。若不疏肝之气，肾气何以下通？

若不养肝之阴，肝气何以不郁？治病必求其本，正谓[1]此也。抑尤有合者，聚翁生于富贵，安享豪华，年来家计中落，不无经营。经曰：谋虑不决则伤肝。肝伤而血燥，其气将日郁而日甚。养阴以舒之，斯为正治，何待复言？

曰：阳气闭何以痹而不通？而又责之督脉，何也？

曰：人之一身，内为阴，外为阳；腹为阴，背为阳。督脉从腹而行于背，又在皮肤至浅之处，阳中之阳也。夫阴主闭而阳主通，其运行周流，本无停机，缘风寒湿三气合邪，客于脉中，阳气乃阻闭而不宣矣，聚久则结而为痹。聚翁之腰背串疼，鼓结如卵，即督脉之痹。督脉痹而阳气不能内达，因而为肠痹，因而为胞痹，小便从此愈艰矣。聚翁此症，肠痹与胞痹俱见，而治归于督脉者，病成而变，内邪由外邪酿成，治从其源也。

曰：何以见为肠痹、胞痹？

曰：经云：肠痹者，数饮而出不得，中气喘争，时发飧泄；胞痹者，少腹膀胱按之内痛，若沃以汤，涩于小便，上为清涕。聚翁之病有一不与此合者乎？

夫聚翁痹在督脉，本应大小便俱艰，缘已病痹而气化阻，日饮之水不能渗入膀胱，转从幽门直注而下，故心欲溲而大便已溏。其膀胱一腑气不下达，及致太阳之经气逆行而上，烁及髓海，故适间之来，鼻中清涕源源，拭之不干也。吾为悬内照之鉴，此二症止从督脉求根蒂。督为诸阳之总司，而手足两太阳又外萦督脉者也。督脉通则阳气内达于胞宫，肠与胞自可复其传化之职。惟肝家犹须养血，不得纯用阳药耳。

斗南曰：善。后当再延之。及后予再至斗南家，延之来诊，以事冗不获至。予益知聚翁受病之由，而恨前言未尽使闻也。

【校注】

[1]谓：手抄本为"为"字，从庚午本。

【评议】 此案小便不利，年老而久病，据脉症辨为肝、督二经之病。治宜养肝血以疏肝气，开督脉之闭以宣督脉之阳，而禁用利小便之药，乃求本之治。其中养肝血之故，亦在于久用利尿之品伤其肝阴也。

议表弟满相文淋症并治验

贡生满相文，予之从表弟也。暴得淋症，欲溲不得，欲止则滴沥不绝，甚以为苦。适予以事他往，挽回诊视，兼求速愈，予难之。

及就诊，两尺壅盛，体象俱浑。谓之曰：此似可以速愈。然以淋法治之则不可，请君勿拘常格，我亦不衍成局，另辟新法，君敢服否？

曰：诺。

乃用理脾祛湿之药，加升、柴以提之。一剂，小水大利；再剂，尿色全清，病遂霍然。

亲友问曰：君治此病，何得如此捷效？

予曰：淋之所以难治者，湿盛热结，心肾交郁，清浊相干，积而为淋，其来也非一朝一夕之故，其去也亦非一朝一夕之功。经[1]曰：水液混浊，皆出于热。淋本热因，而湿复合之，邪气浸淫，溃[2]入脏腑，此其所以难治也。

且夫淋之名五，其治法惟百，皆与满君之症不协。石淋者，便如沙石梗塞，此热结膀胱之症，满君无此也。膏淋者，精与尿俱，旋如白油，此肾气不摄之症，满君无此也。血淋者，心包热盛，溢于小肠，其症尿血而涩痛。劳淋者，清浊不分，过劳乃发，症兼虚饱与便溏，满君亦无此也。惟气淋一症，便涩难出，余沥点滴，极似满君此病，而其因又有大不同者。此治法之所以迥别，而难易之所以攸分，何也？

气淋一症，肺甲积热病也。热烁肺金，清肃不行，不能通调水道，下输膀胱，则源遏而流不继，而气淋以成。此其病本乎相傅，故其治亦归重上焦。今满君之病，非关肺热，脾为之也。脾居中宫，职司升降。平时醇酒厚味，纵啖不节，脾之困已久矣。脾因而益之以饮啖，于是中气滞塞，清不能升，浊不能降，清浊二气，不能各归其部，反混入食物滓秽之内，由胃腑而转入肠中，膀胱之气化，尚能空洞无碍乎？犹幸滑甘善走，油腻能润，大肠传导一支犹未闭塞而成胀。然而清气、浊气、脾宫下陷之气与下焦自有之气，并归一处，正如群殴众斗，纽结成块，推之不解，排之不分，济泌别汁之关，愈壅而愈窒矣。吾知利小便之药不可复用，决而归之大便，又恐已陷之脾气，随之俱亡。谛思其间，惟释围解纷一法，宣举脾阳，返之中宫，开提清气，归之上部，则下焦不致壅遏，气化可以无阻，而亦不敢断其效之捷如斯也。事有过望，其谓是与？

曰：气淋既是肺病，何以知满君之淋不在肺而在脾？

曰：肺热淋者，其症或喘咳上气，或洒淅恶寒，亦必有浮大虚数等脉参见于寸部，经所谓上以候上也。今满君外无肺热之症，内无肺热之脉，惟两尺壅盛，浑如黄河之水，而又全见于浮部，不从气断，更何主乎？

夫气，肺所司也。然肺主散布，脾主升降，脾不虚，气必不陷，气不陷，下必不壅。宽其责于肺，原知功不外假；归其政于脾，正以权在中枢。俾由脾而陷者，复由脾而举，化塞为通，全赖乎此。祛湿亦所以理脾，无二义也。特此为格外之治，非治淋之常法，姑志之以备一解。

【校注】

[1]经：庚午本为"轻"字，从抄本。

[2]渍：庚午本为"清"字，从抄本。

【评议】淋证通常是指小便急迫、短数、涩痛的病症。此案辨满君淋证，既述淋证之常，又谈淋证之变。其对满君之淋证的治疗，用理脾祛湿之药，又加升、柴以提之，实为补中益气汤法，对淋证的治疗，又开一大法门。

议葛姓某溺血症并治验

葛姓某病溺血，血皆成块，扁圆不一，大者如枣、如栗、如核桃，小亦如银杏之属。每溺方顺，忽止不下，则伏地呼痛，移时其块奔突而出，鲜血随之，尿乃再通。有一溲而见数块者，若逢一巨块则痛一苦万状，求死不得矣。医以活血清热之药，杂八正散治之不效，更用破块之品，欲化其死血。

予适见之，曰：不可。因问葛何以得此？

曰：向有此病，因劳而得，愈数年矣。近以荷担远行，旧病复作，势乃倍重于前。

问：腰疼乎？

曰：疼甚且酸。

予曰：此伤肾病也。肾本作强之官，经曰：因而强力，肾气乃伤。又云：持重远行，汗出于肾。故负重者，必束其腰，腰为肾之府，以此为出力处也。今以荷担之故，竭其肾力；又以远行之故，致肾力不继而受伤。腰中酸疼，血随溺下，亏损不为不甚，更用破块之药，重伤其血，肾气从此痿败矣。

曰：死血不下，终成废人，与其贻悔于后，何如消患于前？

予曰：消之有道，非破块利小便之药所宜也。盖小便之血有两途：其一自膀胱而下，半通半塞，滴滴不顺，欲止不能，是为淋血。淋血者，热在膀胱，从尿窍出者也。其一自肾而下，忽有忽无，甚则成块，不与尿俱，是为溺血。溺血者，伤其肾脏，从精窍出者也。夫肾主精血，肾伤血溢，伐及根本矣。其犹能动移者，有形之阴血虽亏，无形之元气尚存也。再以峻药促之，新血不动，败血终滞而难出。败血一去，新血将随以俱下，转消转涸，元气复于何丽乎？此病惟养肾和血，听其自然，勿扰勿固，俟元气自为鼓动，败血必不能留，而更以精窍之药为之向导，其痛楚亦必就轻减矣。至于车前、泽泻之属，只走尿孔，与精窍何涉？杂投甚无谓也。

医乃唯唯，祈予立方，予遵法治之，数剂而愈。

【评议】尿血与淋血，同有血尿之称，但其病因、病位不同，一是伤其肾脏，一为热在膀胱，故一属虚而一属实。前者宜益肾和血，后者宜清热通淋。对此，案中辨之甚详，且用药中的，故数剂而愈。

议族弟内痈误治之失并治验

族叔震青公之子，与予为十世兄弟。病咳嗽数月矣，渐渐发热，日夕尤甚。

延医诊视，皆言阴虚，遍用养阴补肾之药皆不效。比予见时，杖而行，扶而起，两足俱肿，形神惫甚。震青公谆嘱善治，意甚惨切。

予问：弟病起自何时？得于何因？

震青公曰：去岁秋冬之交，咳嗽始作，风寒劳逸，大约皆有，亦难确指其来由。近来咳嗽渐减，病乃日进，每逢过午，热必加甚[1]，或一日之间寒热迭作，兼之满腹串痛，饮食减少。

予乃诊之，其脉洪大而数，右手尤甚，谓震青公曰：此内痈之症，非阴虚之脉也。曩来医家何得作阴虚治？

震青公曰：咳嗽何以知非阴虚？

予曰：若果阴虚，似此形神，脉已为沉数，为细数，为弦数，为短数，甚则虚数、促数，不得洪数并见矣。洪大之脉明系有余，形歉而见有余之脉，非外邪内陷，何以得此？

盖此病之始起也，必系风寒外感。风，阳邪也。寒虽阴邪，郁久亦从阳化。两阳合邪，熏灼肺甲，咳嗽安得不作？然为风寒之咳嗽，历久终有减时，以外邪亦游衍之物，不能长踞肺甲也。为阴虚之咳嗽，至死亦不少衰，以内热乃骨蒸之病，势且伤尽肺金也。此病数月以后，咳嗽见减，明系风寒之邪舍肺而他徙。此时若用解散，如转流民，徒迁客，指顾可去，易于反掌。而又以其发热之故，认为阴虚而用补，补药一投，外邪永无出路，乃愈郁而愈热矣。不知其过午大热者，非阴虚亏损之验，乃邪转阳明之征也。至寒热迭作者，亦非真元内亏阴阳相乘之故，乃邪犯少阳进退互拒之为也。不然，饮食亦减少矣，谅无内因橐饪之邪[2]。而现在之满腹串疼究系何物？阴虚病中几曾见其症候哉？

震青公曰：此子现在足肿，医家皆以为虚，吾亦谓然。

予曰：阴虚不能丽气，孤阳四溢而作肿，洵有是理。然阳不亲下而亲上，势必先浮于头面，否则兼见于四末。今面不肿，手不肿，惟两足独肿，此殆地黄、归、芍之属，未能补养真阴，先已滋出湿气。湿之流注，必出于足，经所谓浊邪居下也，不得指为阴虚之确证。

曰：然则何以知其为内痈？若果生痈，尚可治否？

予曰：此亦以其脉症卜之也。

风寒之邪，先已从阳化热，洪数之脉又属亢阳独旺，阳盛则烁阴，其变何所不至？若气血津液偶有结聚不流之处，内痈必从此生矣。喘咳胸痛，吐唾腥粘，则肺痈也。心下作疼，手不敢触，则胃痈也。少腹肿痛，便数如淋，皮肤甲错，则肠痈也。今咳嗽既未全止，串疼又复满腹，知其痈生何处？从何施治？然独幸其串疼无定所也，或者毒犹未聚，结尚未成，先以清凉散其浊热，使从二便解去，大势即不全消，宁不稍就轻减乎？此平稳之治，不可缓也。乃疏方，用银花四两，菊花二两，花粉、黄芩、芍药、木通各两许，服方四剂，热清嗽止，饮食亦进，腹中不疼，而腹外之皮则大肿矣。震青公复使延予，予喜曰：皮肤作肿，热已外达，即生疮疖亦复何害？复减前方，服数剂，竟安然无恙而愈，月余遂健。

【校注】

［1］甚：庚午本为"盛"，从抄本。

［2］一说馨饪（tuō）之邪，义同。指过食馨香厚味。酿成宿食。《金匮要略·脏腑经络先后病脉证并治》："馨饪之邪，从口入者，宿食也。"

【评议】 临证时，脉象往往是辨证之关键。此案孔氏抓住其"脉洪大而数，右手尤甚"，而从脉辨证，按证推理，一改前医滋阴之误，转用大剂清凉散热之药，遂使病情转危为安，足见脉诊之重要。

议从侄广爔失血病并治法

三从兄薲峰之子广爔患失血，自七月迄十二月，屡犯不瘥，前后呕血约可数斗。延予往治，予适以疾不能至，又念薲峰兄止此子，恐其误治增病，以书贻之曰：广爔禀赋本弱，素有失血病，今秋一犯增剧，前后数月，失血过多，不问而知为阴阳两虚之候。

夫阳虚则恶寒，阴虚则发热，一定之病情也。阳虚则宜参、术，阴虚则宜地黄，一定之治法也。不知阳虚而能受参、术，其阳犹未甚亏，尤必其血足以配气。阴虚而能任地黄，其阴亦不大竭，尤必其气足以领血。阴阳并补，病可立痊。使久病之人，尽能如此，则天下必无以虚痨死者矣。而其如不尽然。何哉？

盖补气补血，虚痨之正治也。惟阳虚不宜参、术，阴虚不宜地黄，其病乃为棘手。所以然者，参、术只能补气，而虚痨之体先已发热，如炎如焚之时，复以参、术助其阳，不惟热盛烁阴，血液难支，而喘促烦满之症，顷刻并起矣，参、术可轻用乎？地黄只能补血，而其性滞泥而不灵，气虚者不能领之使流，痰多者不能宣之使动。

夫天下虚痨之人，有不气虚而痰多者乎？痰涎胶结之时，复以地黄腻其膈，轻则为饱闷，重则为膜胀，而于阴虚之体卒未有益，以痰气阻碍，药力不能下达于肾，适以助痰而滞气也，此地黄之所以难用也。今医家不察此理，十有八九率以此数味为探本之治，间或不用，则訾为务末而忘本。夫止渴莫如水，泉流既竭，瓜李足以生津；疗饥莫如食，谷养不给，蛙螺亦足以延生。故富贵之膏粱与贫贱之藜藿[1]，味至不同，其为果腹一也。必谓非膏粱不堪言养，不已疏乎？高门之狐貉与穷簷之布素，煖尤不齐，其为护体一也。必谓非狐貉不能御寒，可谓通乎？

且即以病机言之，邪实于里莫如攻，而或用硝、黄而不畏其峻，或用枳、朴而犹虑其伤，其故为何？邪实于表莫如汗，而或用麻、桂而不妨其僭，或用羌、防而犹恶其辛，其意何居？所谓消息病情与为进退也。汗下皆不执一，独于补而必用其重，其亦不可解矣。予平日经此症颇多，大抵宜参、术、者，断无不受地黄；宜地黄者，未必皆受参、术。至气血两亏之时，热盛痰多，则地黄、参、术皆在所禁矣。恐广爞亦在此例，姑先言之，以为用药去取之一助。

此丁巳十二月二十七日书也。过岁正月二日，尊峰复以舆来，遂往视之。见其肌肉犹未甚脱，声音清亮，嗽亦不甚，惟支股仰卧，呻吟不宁。

问：何故？

曰：腹背腰脐下迄两股，时时串疼，或鼓结一处。若其疼自下而上，则或嗽或呕，血必大出矣。然即不出之时，腹中串疼总未有已，脐下亦板而硬。

问：何不转侧？

曰：往者可右侧，今右胁一片硬疼，不敢向下。勉强左侧，亦苦增嗽，惟仰卧差可。

问：饮食与二便何如？热亦有时轻重否？

曰：前者只苦寒，不患热，近来寒退热增，日夕尤甚。饮食无味，强进些少而已。大便日二三次，恒苦不快，小便甚短少也。然尤有奇者，中气串疼，无便辄如有便，便后必嗽而吐血，或欲大便时，便未下而血已先动。

予颔之，就诊其脉，左关独大，右尺独弦，上冲及关，两寸犹为平静，而皆足五至。予曰：此内风症也，失血自是正病。然血于何动，实由内风之鼓荡，内风不宁，血必不止。向来治血而不驱风，失病本矣。虽然，此时此病必不可除。乃以养血为主治，而稍稍清其虚热，庶有当乎？盖甘寒亦可以熄风也。

蓼峰兄曰：何以知为内风？

予曰：乃以脉觇之，来大去小，本属外因。左关独大，肝风动矣。右尺见弦，上冲及关，肝家之邪，下乘肾脏，复传而侮脾土，非风势昌炽不及此。

夫人身之气与天地之气相通者也，内风动则与外风相召，同气相求，势本易合，而血出过多，脏腑空虚，又有余地以容之，外风有不乘隙而入者乎？外风入则内风因之愈炽，其势何所不至？故其现症也，攻于后则腰背作楚；攻于前则脐腹俱疼；攻于下则气从下溜，无便而常如有便；攻于上则气从上升，嗽血而兼以呕血。脐下为男子之气海，正气亏而外邪据之，故板硬而如块。左右本阴阳之道路，脾阴虚而肝气乘之，故坚结而苦疼。凡此诸症孰非风邪？不然，世上不少失血之人，不过发热作嗽而已，甚则厌厌待尽而已，几见有腹背腰脐忽鼓忽结，处处串疼，而为之呻楚不宁者乎？

曰：内风何自而动？外风从何而入？

予曰：水亏则木不荣，血虚则肝失养。燥气生风，天人一理。至于外感之入，谁能定之？鼻有呼吸之通，口有咽喉之路，五脏留隙于俞穴，皮内开窍于元府，风固善入者也，何途不可？

曰：是则然矣。然既确见为风，何以必不可除？

予曰：此则病之为也。经络之风提之可从皮毛出，脏腑之风驱之可从大便去，治法惟此汗下两途，而此病皆不可用。夫夺血者无汗，夺汗者无血，经之明训也。此病半载失血，汗从何得？强发其汗，不愈耗其血乎？饮食日减，大便日频，固之不暇，何敢言下？且夫驱风之药，其性皆辛散而上窜，孟浪用之，未能及风，先动其血，血为药迫，势必大出。呕嗽未止之时，益之以大涌大吐，转眼生死不可复挽矣。此病当从长治，难言标本也。

曰：长治云何？参、术、地黄亦在所禁乎？

予曰：前日未见脉症，大概言之。此症已经发热，不受参、术，地黄非所禁也。遂重用白芍、龟板、阿胶之属，而少加明麻、僵蚕，微微搜剔其风，以其性降而不升，兼可利痰，姑用之。

服二剂，呕嗽多出血沫，大便更多于前，兼下死血如胶漆，而右尺之弦脉则变，左关之大者稍平矣，腹中坚结之处，亦柔和不苦疼，萼峰兄以泻多为忧，予曰：药用纯阴，本易作泻，当以微阳济之，病本未易拔也。加用茯苓、建莲、山药之属，泻止，饮食进，血亦不出。大有转机矣。然以此子之性情卜之，恐此病终不易为也。

【校注】

［1］藜藿：藜，一年生草本植物，嫩叶可吃；藿，豆类植物的叶。藜藿，泛指粗劣的食物。

【评议】 此案失血证，风邪虽为病因，然久病阴血已伤，故治以养血为主，而少佐搜风之药，笃病始有转机。案中对参、术、地黄之类补药的用法，议之尤详，虚证而欲用参、术、地黄者足资借鉴。

议从侄孙昭瑾病并详治法

从侄孙昭瑾，年二十。丙辰春，咳嗽吐血，诊其脉，数而短。嘱令服药，漫不在意。丁巳五月，病大遽[1]，咳嗽发热，过午尤甚，兼之喘渴呕吐，胸膈痞闷，皮肤枯燥，大便溏泄，饮食减少，脉数更甚于前，然浮之有余，沉取无力。

为立案曰：此阴亏阳旺之症，古所谓虚劳，世俗所谓发热症也。经云：阴虚生内热。惟其阴不足，热自内生，故时交阴分而热尤甚。咳嗽喘闷者，肺受火烁，气不下降，故冲激而上逆也。逆之甚则胃气亦随而上，故呕吐。呕吐则伤液，热复蒸之，安得不渴？此肺与脾胃之病。

皮肤枯燥，肺病之外证也；食少便溏，脾病之内证也。兼之面无血色，脉来空虚，心阴之亏可知。心肺脾俱病，此症不为不遽。然少有可望者，行立尚未需人，肾经犹可支持；爪甲未至干枯，肝阴犹能外荫；而肌肉瘦削之中，犹未至骨锋尽露，是脾虽病，而亏损未尽，犹有可转之机。特其中治法缓急，有不与他症同者，此又不可不知也。

盖凡阴虚之症，最忌有汗，而此症必须少透其汗；阴虚之症最忌泄泻，而此症不可竟止其泻；阴虚之症自当养阴，而此症必须清热，而后养阴。其故何也？阴虚之脉数，其本象也，然多见于沉部，不能浮于肌表。此症六脉俱浮，必有风邪郁于肺甲。夫风，阳邪也，郁而不出，外热与内热合邪，无论传变不测，止此咳嗽喘闷诸症永无痊期矣。此其不与他症同者也。

若肺脾之热不清，则大肠是其去路，正借传导一支，少泄上中二焦之热。当此之时，遽以涩剂固其肠，肺脾无移热之处，非停而生痈生胀，则逆而更呕更喘矣，泻可止乎？此又不与他症同者也。

至于养阴一说，本属正治，然泻未及止，热未及清，而遽用滞腻之阴药使其去而不留，不过如食下之后完谷而出，何益于阴？使其留而不去，经邪热之熏灼，势将结为痰涎，恐其滋于血者少，而妨于气者多也。此又不与他症同者也。

吾为酌立规模，此症当分三截立治：目下先清肺脾之热，凉以折之，苦以降之，清以润之，而少加辛凉以透其表，使风邪外散，热必内退，诸症自见轻减；然后由肺脾而侧重于肝肾，阴药必须加多，阴虚之正治也；俟真阴既足，邪热全退，咳嗽全止，然后阴阳平补，脾肾两脏实归根、立命之处，人人所共知，无待复言者也。虽然此症去岁春间已兆其端，彼时吾已言及，疏方不用，以有今日。此时期为桑榆之收[2]，固已失之太晚，若更保养不慎，服药不终，病必加重至肌肉消尽，骨痿不起之时，则不可言矣。

夫天下悻戾自用之人，皆薄福之人也。医病必先医心，慎之慎之！

【校注】

[1] 遽：同"剧"。庚午本为"据"字，从抄本。

[2]桑榆之收：桑榆指日落时余光所在处，谓晚暮。语出《后汉书·冯异传》："失之东隅，收之桑榆。"文中以此比喻治病已晚。

　　【评议】此案辨证极精，立法甚详，标本缓急，令人一目了然。尤以"医病必先医心"之语，更令医者深思，此往往也是治疗成败之关键。

辨张甥存政病并治验及后致变之由

　　张甥存政，长妹之次子也。丁巳新正，偶冒风寒，咳嗽发热，不以为意。积三月，嗽热渐重，兼之腰股痛楚，肩膊尤甚，饮食几废。

　　予适过之，诊其脉，浮劲而数，责问长甥存吉，弟病胡不早治？

　　存吉曰：久欲为治，弟固言无妨，迟日自愈，不料一旦疼痛如此。

　　予曰：初病时，绝不疼痛乎？

　　曰：彼时止言头项痛，止缘数日之后，头项痛止，故冀嗽热之自愈，不然，亦久为调治矣。予曰：头痛项强，太阳病也。此症起自正月，彼时天寒衣厚，风不能入，缘风池、风府两穴在项后发际，风寒由此而入，故痛现于头项。夫太阳受病，止应发热，不应咳嗽。其同时而嗽热俱起者，必更有风寒之邪，从口鼻而入，中于肺脏也。一日之感，从后入者中于经，从前入者中于脏，内外俱病，不为不重，不借药饵而望其自愈也难矣。且风寒在肺，正气不能外运，而太阳之邪乃得由头项而串于肩膊，抵于腰股，此皆其经络之所及也。头项之痛自止者，邪迁于他处也。夫邪在太阳，浸淫至于三月之久[1]，此不可以言感，盖已着而为痹矣。再复不治，入于腑则膀胱病，必为胞痹；入于里则少阴病，将为肾痹；重以肺甲之邪，变寒化热，生死何可预料？养[2]痈贻患，莫甚于此。吾为搜而去之，非多药不可也。

　　两甥唯唯。乃为订疏风散寒之方，服二剂，漠若不知。

　　予曰：脉来浮劲，本应温散，以浮中带数，内热已成，故不用温而用清。今邪气不解，不得不用温热，姑以甘寒为监制，勿令内伤肺脏，俟痛止之后，咽喉不愈，再为清解可也。盖此时存政已患咽痛矣。乃用桂、麻、参、附、归、芍、杏仁等，而以石膏为反佐。服二剂，汗出甚多，疼痛尽止，热清嗽亦减，而咽喉之痛则浸加重矣。转用清解，二剂遂愈。

数日复病，视之，则风寒复感，太阳又病矣。复与发散乃归。其后又病，二弟辉照愈之。其后又病，予复往视，因谓之曰：汝病已五月，时轻时重，嗽热尚未全止，外感已经四次，若复不慎，虚弱之体，岂堪屡感？转成弱症不难矣。此番愈后，必谨避风寒，勿更犯也。书方与之，病良解。

至六月初旬，嗽热俱止，自谓无患矣。一日大风骤雨，披衣不及，寒颤交作，顷之大烦大躁，一夜不宁。予闻往视，则所感更重于前。

长妹泣曰：此子屡痊屡犯，将来势必不起。渠祖父以来，皆以发热死。此子前日发热作嗽，吾家老人已谓与祖父同病，今复如此。若真系外感，犹尚可为，若阴虚作热，则鬼篆中人矣。奈何？

予曰：汝家前人吾不及知，止妹夫当日确系风寒外感，得之马上，误用庸医，一见嗽热，便为阴虚，补而又补，遂致热者益热，其后吐脓吐血，肺胃俱伤，避人畏客，心窍已迷。乌有内伤发热之症而迷罔如此者？

此子前日发热作嗽[3]，本太阳与肺甲之病，辗转既久，阴亦未尝不虚。然由外感累及阴分，病本不起于内，故外邪解而阴亦易复。其所以屡痊屡犯者，汗解之后，腠理虚疏，风寒易得乘间内侵。究之入者甚易，出亦不难，故稍一发散而风寒尽解。若系阴虚作热，其能屡当汗剂乎？且阴虚之嗽，发于下焦，其音中空而近于燥。此子之嗽，发于胸中，其音中实而近于湿。阴虚之热盛于晚间，扪之热自内泛，愈久而愈重。此子之热，盛于午后，扪之热在皮肤，愈久而愈轻。其他恶食恶烟，作满作疼种种现症，俱属外感所有，而为阴虚所无。若作阴虚治，此时久已难言矣。况前日热嗽已止，可知不是阴虚。此番久病之后，暴受风寒，来势凶猛，安得不热？又且风邪内郁，寒气外束，烦躁无汗，与伤寒大青龙汤症同。阴虚中有此症，则天下阴虚之人皆旋病旋危，必无有历半载一年者矣，有是说乎？此病仍是外感，无可疑者。乃用甘寒解表之品，一夕连与二剂，汗出津津，热减大半。

次日书方毕，适以事归，数日复返，则余热郁为斑疹，已隐隐满身矣。因指谓其家人曰：阴虚中有此症乎？皆曰无。复与透表之药。次日，热清食进，以胁下痞硬，小便不利，用旋覆代赭汤加猪苓、泽泻等，促令急服。

长甥曰：病已愈，缓调不可乎？

曰：此系积水，必非一日之故，故若不立为解散，非上而作呕作喘，则停而为胀为疼，甚则溢为肿胀矣。涓涓不塞，尚令积为江河乎？

服一剂，满腹水响，漉漉有声，从胁下直趋小腹。予曰：可矣，此必大小便俱利。促令再服，乃归。盖风寒之邪，至是尽解无余，予亦以为无患矣。五日复感，凶危弥甚，气促胸满，殆不可支。病数日，予始知，急驰往视，则病势弥留，不可为矣。

噫！长妹孀居二十余载，仅得二子成人，复夭其一，多病之躯，何以能堪！予之悲是甥也，又不仅在甥矣。

【校注】

［1］久：庚午本为"入"字，从抄本。

［2］养：庚午本为"阴"字，从抄本。

［3］嗽：庚午本为"热"字，从抄本。

【评议】 发热作嗽有外感和阴虚两途，一虚一实，此案辨之甚详。而庸医误认，则轻者致重，重者致死。另外，治病还须病者起居有时，饮食有节，防患于未然。案中张氏不慎调养，屡治屡犯，终至不救，可见防病更重于治病。

议王敬轩乃郎病并治验

此本咳嗽吐血症，起于肺，延于胃，缠绵不已，渐渐发热。至今肺胃痰实，壅遏气道，咳息不利，为膹为喘，郁极热甚，烁伤真阴，病之危迫，何待复言？

夫吐血本伤阴之甚者，阴已伤而热烁之，日耗日涸，并衰残之微阳亦不能配，乃成骨蒸之热。目下脉来细数短促，参伍不调，忽行忽止，乍大乍小，根脚已无，败象全见，一不治也；热盛痰多，二不治也；大肉消脱，三不治也；音哑无声，四不治也；大便过频，小便过少，五不治也。具此五不治，实属十死无一生之候，欲于死中求生，不过勉尽人事，侥幸于万一耳。

然予至此七日矣，细心察之，又于不治之中，而得可望者五。以脉言之，其参伍不调犹是也，而细者渐大，短者渐长，根脚已渐固；是其所以忽行忽止者，痰壅经隧，脉来不利，得间则奔窜而前，被阻则淹滞在后，非脾败之征，命绝之说也，是为一可望。前者咳嗽干涩，痰不易出，每逢过午日夕之时，热在胸膈，如炎如焚，口不能言，身不能动。今痰出渐顺，热亦渐清，扪之如前，问之无苦，是其热已外散，而不尽内郁也，是为二可望。惟大肉既消，一时岂能遽复，然前者食多便多，是即胃火克食，脾阴不守，大非病者所宜；今饮食从容，不多不少，既无邪火杀谷之患，自无壮火食气之忧，形之复也有兆矣，是谓三可望。音哑无声，肺金受病，此本娇脏，最易伤残。然为肺坏之音哑，则必一侧而卧，咳兼脓血，腐败如粥；为痰锢之音哑，自当转侧不废，咳唾稠粘，别无败血。今痰无血丝，辗转如常，其非肺坏可知，又兼连朝以来，渐能发声，何患热尽痰清不复清肃之常度乎？是为四可望。至于大便之频，本来不是破腹，其所以频者，真元衰也。惟脾阳不举于上，肾阴不用于下，是以大便日多，小便日少。今小水渐长，真阴渐复，关门自有扃[1]键矣，是为五可望。

夫难测者，命也；可凭者，理也。此病于五不治之中，调之而得五可望，未始非吉凶转移之机，然阴亏已极，阳微已甚，痰涎之内蔽者方深，邪热之潜伏者不少，于此言治，危乎？微乎？非鲁莽胶固者之徒所能问津也。何也？阳微则当补气，阴亏则当补血，补气莫如参、术，补血莫如地黄，此举世所共知也。而此时此症，参、术、地黄皆有害。

夫今日上党之参，非昔日之比也，辽参不可得，不得不用此种，又多赝伪，故其性不淳良，反多燥劣。术性之燥，抑又过之。当正虚邪旺之时以此补气，果其所补者无形之元气乎？抑易动之邪热乎？热得参、术，必将大炽，是适以伐垂绝之阴而助炎上之焰也。地黄尚有佳者，而痰涎方盛之会，又苦其滞而泥膈。夫养阴之药，非下咽而遂达于阴也，脾胃输其气于肺，由肺而散布，始得各归其所之。今肺胃尽是痰涎，地黄又属浊阴，阴精上奉，同气相得，早已进化为痰，粘合胶结而不可解，岂复有余气下输肾家生无形之真阴乎？必不能矣。

故此一症也，参、术禁，地黄亦禁。推而至于芎、归，性动而气温，又血家

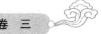

所最忌，不待言矣。然则此症之治，如之何而后可？

曰：养阳而勿助其热，养阴而勿生其痰。结痰不动，活之使得渐开；邪热上泛，解之勿令速尽。夫热为邪热，何以不令速尽？以此症阴亏已极，阳微亦甚，借此邪热支撑旦夕，一旦退尽，势必不复起动。又恐清冷太重，伤及脾阳，元阳与邪热并退则饮食不进，肤冷肢硬，朝不及夕矣，热可易清乎哉？

总之，此症危险已极，治法不得不慎。治得其法而终不得生，病也，亦命也。治失其法而遂不得生，病也，则不得尽委之命矣。司命之谓何？岂可以鲁莽之见、胶固之胸轻焉以尝试哉？

【校注】

［1］扃（jiōng）：从外关闭门户用的门闩、门环之类。

【评议】 此案咳嗽吐血症，由五不治调之而得五可望，条分缕析，细致入微，可见孔氏诊病用心之精。其后言治之之法，说明不宜用参、术、地黄之理，也是精华之处，与前述参、术、地黄之论互参，对临症用药大有裨益。

议潘开瑞乃郎病并详治验

潘开瑞次子，年甫十七，久病虚弱，将成怯症，父兄不以为意，适予在夏阳，病人自来求诊。

诊毕，为立案曰：六脉细数，阴阳俱属不足，左三部更细于右，血分之亏较气分为尤甚。少年何以得此？此岂少年所宜有之脉哉？然此脉已见，不容不借资于药饵。先天不足，补以后天，此亦人事所宜尔。而补养之中亦有数戒，犯之则适以增病，此又不可不知也。

一戒参、术太早。夫补气之品莫粹于参、术，然必阴能配阳，方可借之以滋气。此病真阴已亏，方恐发热，骤投参、术，是助阳而使之亢也。阳能骤长，阴则岂能顿生？朱丹溪曰：气有余便是热。此其不可犯者一也。

一戒归、地太重。夫补血之药，莫善于归、地，然必气能载血，方可借之以滋阴。此病脾阳不宣，方恐作胀，过用归、地，是阻气而使之滞也。气不能运，血又岂能自滋？张景岳曰：气不足便是寒。此其不可犯者二也。

且以少年见遗精之症，封蛰之本不固，此非真元失养，必系邪火炽盛，则培补之中，滋肾阴先虑其助相火。平时有阴缩之疾，宗筋之润不周，此非暴寒内乘，必系热灼筋短，则调治之法，补脾阳尤患其燥肝阴。兼之小便前曾癃闭，近复见血，足少阴、太阳两经固属亏少真阴，实亦伏有邪阳。经所谓胞移热于膀胱，则癃闭溺血者，此也。此其症为尤甚，若不驱除，久必为累。若肆行清凉，势必伤其脏腑，元阳不运，少腹之疼立现，小便之闭难通矣。此其不可犯者三也、四也、五也。具此五戒，何施而可？

惟于补之一法中分为六法：始用清补，中用侧补，末用平补、温补，此前后之三法也；上焦主以清，中焦主以和，下焦兼主以清和，此药中之三法也。神明于法之中，变而通之。阴阳不足，听之先天；奠鳌立极，归之人事，乌有少年男子气血方长不日健而日壮者？虽然，此病必有所由起，其渐积至此之故，惟局中人自知之，惩其前而毖于后，乃可与语药饵之功矣。夫病未形而其端已兆，知而不言是谓不仁，言之未免骇听，然已如此，犹幸咳嗽未作，泄泻未见，肌肉亦未甚损，及早图之，犹可挽回。请更质之高明，试问予言，其果谬焉？否耶？

【评议】此案属少年遗精之病，脉证俱虚。治当用补，而补法之中尚有五戒，因而又将补之一法分为六法，足见治法之详。最后又指明病出有因及病之危害，告诫病者。孔氏知无不言，言无不尽，每个医生都应效法。

议温热初病不可早顾阴液以生痰

张太史叔举，同榜兄弟也。病温甚重，予适在都，往候之。见所服方，多养阴之品，而地黄为尤多。入视其症，脉大甚热，大渴引饮，烦愦不宁，阳明症也。出谓乃郎贡教维垣曰：尊翁此症，不宜地黄。为书白虎汤，并立案付之。维垣竟进前药，其夜燥不能卧，痰涎壅盛，急延予至，重用清解数剂乃愈。

青州黄某客于京，亦病温，屡医无效，胸膈满甚，喘息不利。以同乡之谊，倩人延予。视所服方，亦与张等，重予清解，二剂乃瘳。

客谓予曰：古人温热之治，首要在于顾阴，以温本阳邪，阴先受伤也。君独不用地黄，何哉？

予曰：此有两解，诸君自不察耳。其在高年之人，精血已匮，又或久病之体，津液无多，一旦病温，虽有清热胜火之药，而真阴告竭，外无从化汗而解表，内无以润肠而去邪，不与生津化液，则坐而毙耳，故治法莫急于顾阴。顾阴者，阴本处于不足也。若壮人病此，其营卫之气血、脏腑之津液，皆足以敷传送药力祛邪胜病之用，所患者治之不速，热邪愈入而愈深耳。

夫血盛则气亦盛，气盛则热邪借势沸腾，亦无往而不胜。故在表则表实，而汗不易出，入里则里实，而便不易下。此时不急于疏表清里，而更用滞腻之阴药滋其阴津，不适以阻宣通之机而碍病邪之去路乎？

且夫血气俱盛之人，不患津液不足，而患痰涎过盛。痰之结也，热为之；痰之生也，则液化之耳。热盛液多，方虑灼而为痰，结而增病，而复以纯阴之地黄扬其波而助其润，则气因以不利，而烦躁痞满之症俱起矣。张公之躁不得卧，黄君之闷不得息，正是地黄滞腻增痰聚液之故。吾取气味极清之药，煎之取其多，则散布易周；澄之极其清，则流行甚顺。俾解表者速达于外，清里[1]者不留于内，凡一切滋润不灵之品，犹且摒而不用，而何以地黄之滞腻为哉！客曰：善。

【校注】

[1] 里：抄本为"理"字，从庚午本。

【评议】温病初起不可顾阴之故有二，一是病者阴分不虚，二是滋阴之品易生痰聚液、敛邪致变，而不利于解表。此案阐述甚明，不可不慎。

议温热久病当急养阴津以待汗

有温病者，延予求救，李姓而名不传。其人依壁坐，肉枯皮燥，瘦面如柴削，与之言，直视而不答。旁人代白：是病逾三月矣。两耳石聋，出语不清，亦莫知其中之所苦。令与粥能吸能咽，而余米于口。问其小便，则仅有而无多也。诊其脉沉细欲绝。

予为书方，老仆私禀曰：此直一人干耳，治将奚为？

予笑咄之，为书地黄两许，加归、芍、麦冬、阿胶之属，而少用党参以领其气，兼佐陈皮以防其壅。一剂辄有起色；再剂皮肉活动，能听能言，饮食大进矣，遂微汗而愈。

又黄姓女，年可十六七，病温百余日，气息微甚，其母扶使就诊。甫坐起，昏然倒矣，定醒逾时始诊之。其脉细而无力，不浮不沉，重与地黄、归、芍养阴之药，佐以党参，少加柴、葛以领之。一剂微汗，再剂遂大汗解矣。

此二症之愈也，皆以地黄之力。

客谓予曰：君在京都，治张、黄二君之病，皆不用地黄，兹何用之多也？

予曰：前固言之矣。病久阴亏，则先顾阴，正治也，何可执一？请为君更详其说。

经曰：汗生于谷，谷生于精。久病之人，谷养不续，胃口天真之气，不绝如缕，犹能化汗以胜病乎？汗不化，病卒不可胜，而又非病之本不可胜也。无胜病之具，则虽以衰弱易胜之病，而亦蔑以胜之矣，如此二症是也。夫此二症，非温中之大症也。温热之杀人，只在六七日、十余日之间，何待缠绵数月之久？病至数月，其为病也本不重，则其为热也必不深，徒以治失其宜，至令积月累日，人困欲绝耳。夫人之一身，阳为易生而阴最难复者也。

此二症者，阴阳俱属两竭，而不助其阳，谁与领邪以返表？不滋其阴，谁与载邪以出里？然使阳药与阴药平用，则阴未复而阳将骤长，又恐其煽已熄之焰，而燃未烬之灰矣。故地黄之于温热不相宜之品，而久病虚羸则不可以不用。盖阳微欲绝之时，既不患蒸液以生痰，而阴竭不续之会，亟取其补水以生津。津液一滋，脏气潜通，肌肤腠理之间皆有交通互贯之势，而皮之枯燥不润者，乃隐隐有欲汗之机矣。经曰：味归形，形归气，气归精，精归化。岂能作而强致也哉？

且夫汗与津液，一表一里，一别名也。非津液不能为汗，非谷精不能为津液；而积久不愈之温病，但有余热以耗液，岂能强食以化津，不借资于纯阴之药力，则病之解也无从矣。借阴以化汗，借药以养阴，增痰腻膈之地黄，至此遂为大宝，顾可弃而不用耶？ 经言治病必察形之肥瘠，正谓此也。既以语于客，因类叙而并志之。

【评议】此案与上案同为温病，而一重用地黄，一禁用地黄，皆因其病情不同也。此案久病阴亏，顾阴则为正治；上案初病热盛，清解则为首要。机圆法活，亦在医者善用耳。

议从姊丈张蓝畦病

从姊丈春月病感，夜使延予。予适以积瘭嗽血，兼冒风寒，谢不能往。比明，延者复至，知其病之亟也，强往视之。其脉浮而大，数而不急，头疼身疼，发热有汗，胁下疼甚且填胸膈，咽喉肿疼，喘息不顺，小便短赤而热。前夕始病，夜已昏沉二次矣。

出见医在客座，迎予问曰：病系何症？

予曰：温症也。

曰：吾固谓是温症，方已书，专待君来商。

予曰：此虽温症，亦犹有辨。

其脉浮大而数极，是温病之脉，但数而不甚，其为病也，亦非潮高浪涌凶猛险恶之症。只头痛身疼，发热有汗，足以尽此病、符此脉矣，其胁下疼痛诸症何来乎？夫胁下疼为少阳现症，此症一见，必兼见少阳弦细而长之脉。咽疼者，为少阴现症，此症一见，必兼见少阴沉细而短之脉。今此二脉不见，而胁下之疼，结而上攻，并胸膈而为之逆满；咽喉之疼，肿而内闭，并喘息而为之不顺，此非温之一症所能概也明矣。

且此病脉不甚数，热必不甚，不应始病而即见昏沉；病才半日，邪未入腑，不应便少而兼见赤热。此皆可疑之处，不可以温病论，即不可以温病之治治之也。

曰：君以为何病？

曰：此温病夹痧症也。痧之名不载于经，仲景谓之阴阳毒，世俗谓之痧瘴，亦曰瘴气，天地不正之邪气也。此病定是感温之时，兼感此气，以其气由鼻口入，咽喉先受其毒，故疼而且肿。胁下疼甚者，春令木旺，肝气用事，故邪气适合于肝气而结于胁下也。肝主疏泄，邪气乘之，其气横溢而上窜，故胸膈俱填，填甚则喘矣。且喘且膜，肺气亦不下降，小便失其化源，故短而赤热也。神识之昏沉，亦是此病所致。若不急治此病，而但与清热解表，温与痧夹，岂能独退？即幸而退，而痧之为害，岂不更烈于温病哉？其杀人只在三四日之间，不可不早图也。

医曰：是矣。吾乡近有病温者，以温法治之多不愈，大都三四日死。噫！即此病乎？

予曰：决是此病。以经考之，温非杀人之症，其两感者，犹能六日。夫病至两感，温热之极重者也。一日而病两经，至三日而六经俱病矣，脏腑不通，荣卫不行，昏不知人矣。而阳明一经气血俱盛，不能遽就枯灭，必俟再历三日，阳明气尽而后死。阳明一丝不尽，人犹未遽死也。病温而死于三四日之间，不兼痧瘴，何为害之疾速若此？

医乃请予立方，予以清热解肌之药治其温，和入紫金丹[1]，以治其痧，一剂而痧症解，再剂而温病退，三剂而脉静身凉，病全瘳矣。

【校注】

[1] 紫金丹：即太乙紫金丹，《霍乱论》方。山慈菇、文蛤各二两，红芽大戟、檀香、安息香、苏合香油各一两五钱，千金子霜一两，雄黄、琥珀各五钱，冰片、麝香各三钱。糊丸，每服一钱。治霍乱痧胀，暑湿温疫，水土不服，喉风痈疽，蛇犬咬伤等症。

【评议】 温病夹痧之症，临症常同温病混淆，误以温治，则祸不旋踵。案中逐症辨析，指出与一般温病之不同，并说明其治法，宜用清热解肌之品，加入紫金丹，温痧兼治，方可获愈。可见医生必须细心辨证，临证则无误治之失。

议张姓某温病

张姓某者，德州人，年二十许，病温于舟，同伴为之求予。

予曰：昨犹见之，且饮且歌，今日遽病乎？

曰：病甚。昏迷不醒，呼之不应，与之水则饮，不与之不索也，便溺皆不自知。

予过其舟，令舁出舱外。视之，面油然渥赤，闭目不言，手足亦不能自动，舌微胎[1]而紫胀，脉数甚，可七八至。曰：此大危症。彼无亲人，不如勿药。

舟人固求，有田姓者颇知医，问予曰：始病即昏迷，何也？

予曰：温热疫疠之症不同伤寒，往往于发热之始表里同病。其但见阳经症者，太阳为表，阳明为里，病虽重犹可治，为其邪尚在躯壳也；其兼见阴经症者，三阳为表，三阴为里，病甫见即属危候，为其邪深入脏腑也。如此症身热如火，面赤饮冷，阳明太阳病也。闭目不语，手足不移，少阴症也。此已阴阳同病，法在不治，而尤危不可为者，又在昏速不醒、便尿不觉与舌色紫胀之三症。此虽热盛神昏，终是心包受邪，心为君主，病甫起而邪已乘之，安得不危？

曰：若然，可用犀角地黄汤。

予曰：不可。此症本属不治，即用药亦不可直泻心经，古人于此往往失于审理，吾为君悉言其义。

夫心有包络，位于膻中，心君之外廓，内护之禁垣也。心无受邪之理，此热入心包，气血沸腾，神明为之昏乱矣。故古人遇此，遂有泻心、导赤诸汤剂，其实并非泻心，乃泻其经，泻其包络也。然已逼近紫闼，震动内廷矣。泻心不已，能保天君常泰乎？且夫病岂一言所可概，亦顾其大小、轻重何如耳。若只心包有热，他经无病，一泻心而天君安谧，若之何不泻？

今此一症，外而阳明、太阳，内而少阴、太阴，膈之上，膈之下，皮里腹中，无非热邪弥漫，而先用犀角以泻其心，心之热一减，心之气必虚，他经之热邪复乘其虚而注之，不且如火益烈乎？更将何以善其后？夫泻热而热复，非治之善者也。再泻而再益其虚，热将更注；再热而再用其泻，虚将焉支？变证必从此加甚，危亡亦因而愈急矣。喻嘉言谓犀角率领热邪直攻心脏，正谓此也。吾为斟酌其间，心包有热且勿泻心，先泻其膈上之热，勿俾自上而下移；再泻其腹中之热，勿俾自下而上蒸。百脉皆心所合，从肌表以透其汗，勿俾外邪寻隙而内侵。小肠与心相表里，从膀胱以开其窍，勿俾内邪欲退而无门。上下四旁热势一减，膻中包络之热自徐徐而退移于他经，更于他经行其泻，则逐寇郊原，任我攻击，不至犯至尊之驾，而天君坐享清平矣。较之排闼入宫、破壁取贼者，其安危得失何如哉？特此症为至凶极险之候，即用此法，亦难保一定得生耳。

田姓曰：此真高见，知出古人之上，余今日乃闻所未闻矣。遂祈予书方。

予用川连、黄芩、栀子凉其上，芍药、石膏、花粉清其中，滑石、木通、泽泻理其下，而重加柴、葛、薄荷以透其表，重逾六两，令多煎而急服。一剂得汗，神气少清；再剂，大汗淋漓，病遂如失。此固借有天幸，亦其病才一日，气血未亏故也。若再逾二日，则决难为矣。

【校注】

[1] 胎：同"苔"。

【评议】 案中张某之病为疫疠之气所致。其起病急，传变快，病情重。观其症，实乃气营两燔，故治宜清营透表之法，使营分之热转出气分而解。孔氏所书之方，也为清热透表之药，使热邪从上、中、下、外而四散，则重危之病，霍然而愈。

议族弟继湖妇病

族弟继湖，道千公之次子。其妇李氏，产后一日而疟，寒热并重，败血因以不下。十余发后，疟渐止，而腹痛大作，上膈胸胁，甚则昏绝，饮食不下，强进则呕，兼之心中烦热，神气昏愦，小便短少，大便溏泻。比予见时，已弥月矣。

诊其脉沉而细，且涩且数，根脚尚固。谓道千公曰：症虽危，脉犹可治。前日曾用何药？道千公取方付予，则皆温经、活血、破滞、止泻之品，正治也，而每服则病辄加重。予为沉思，药非不合，何以加病？忽悟曰：此症尚有外邪。六脉沉细，此久病之正脉也。败血未下，兼涩则宜，其数何来？此非疟邪内归，即是寒邪外染。近来疫气盛行，壮人犹或不免，况以产后久病之体，有不乘虚而中者乎？由此言之，前方为不对矣。

温经则益其热，破滞则损其正，和血犹为无碍，止泻适以固邪。邪以固涩而不得下，乃串扰腹中，挟败血而作疼、作胀、作呕矣。且神气昏愦，甚至目不识人，非外邪安得有此？

道千公曰：前日大热大渴，时静时烦，吾亦疑有外邪。因连日以来，热退渴止，转而腹疼作泻，不似外感。医又佥云脉沉，故皆从产后立治。今当何如？

予曰：外感之治，汗、吐、下三法而已。今热退脉沉，邪入脏腑，安可复汗？呕哕已多，病未见减，安可复吐？惟泄泻是邪之去路，然已日行十余次，方虑正气随之俱竭，安可复泻以益其虚乎？惟当急利小便，导引邪热从膀胱而下。膀胱之气一顺，则热邪可以渐去，正气不致日损，䐜疼烦呕诸症自见轻减，而肠胃之邪热亦可移而归之小便，而泄泻自止矣。特此外尚有两死，不可不虑。

道千公曰：更有何死之足虑？

予曰：败血之为害也。产后一日，恶露即止，其败血之蕴于腹中者，正复不少。前日疟作而寒，经十余次之缩栗，早已提入各经。近日疫盛而热，经十余日之燔灼，料必结为硬块。在经之血非利其气不能下，已结之块非破其坚不能出，试思此时之病躯气血尚有几何？可以破气而攻坚乎？夫䐜疼、呕泻、昏愦、烦热，现在之诸症也。现在失治，不过䐜而死、疼而死、泻久而死，余皆不死矣，此人之所共知也。惟诸症既退之后，败血骤下而不可止，则阴尽阳越，将有虚脱之患。败血终止而不下，则积成块著，即是症瘕之根。虚脱死也，症瘕亦死也。有此两死，岂䐜疼诸症一止而遂为愈乎？

道千公忧曰：奈何？

予曰：此亦视乎治法何如耳。败血业已不下，其散在经络者，愈行则愈远；其聚在胞宫者，愈结则愈深，必俟他症既退而后图之，晚矣。及今为日未久，方以小便一途开外邪之去路，而即于方中主以养阴之药，阴复则热自退，而膀胱之气化日充；佐以和血之品，血和则气益顺，而巨阳之引经不滞。此于外邪之正治，有相资而无相妨，迨外邪渐近，败血渐动，而真阴亦已渐复，可无虚脱之患矣。惟现在正气过弱，不堪胜领载之任，将来败血即动，亦未必能从容顺下，而预用补气之味，又为外邪助势增热，此处殊为棘手耳。然而消息于邪正进退之间，亦可委曲以求济，语所谓活法在人，未可先事而预定也。

道千公遂恳坐治，予以茯苓、半夏、橘皮降其逆气，当归、芎、芍养其阴，而加以元胡、鳖甲、红花活其滞血，泽泻、猪苓、木通利其小便。再剂，小便利，遂去木通，再剂，邪热平，遂加党参，数剂之后，诸症全退，败血徐下，饮食亦大进矣。调理十日，而病瘳矣。继湖请为案，予乃录而志之。

【评议】此案产后而疟，疟后而疫，瘀血兼外感，诸症蜂起。此时正虚邪盛，祛邪则正气不支，补气则邪热益甚。而孔氏利尿以驱邪，养阴以退热，和血以化瘀，降气以止呕，后又加补气之药，则诸症痊愈。全案既明于理，又详于法，标本缓急，秩序井然，足见孔氏医术之高明。

议郭凝秀乃郎病

郭凝秀乃郎，仲秋病感，屡经误治，日益沉重，至仲冬，衣服衾褥俱备矣。延予往视，诊其脉细而不数，往来有神，许以可治，期之三剂愈。凝秀不信，固请缓期。比服药，一剂而效，果三剂而病退十之九，惟小腹尚余微痛耳。适以事返，数日复使延予。及至，问之，则又以误治，旧病复[1]作矣。

嗟乎！治之已好，又误如此乎？不可以不案。遂为案曰：此本伤寒症，始误于攻下太早，继误于改途谬治，终误于寒热杂投，攻不敢攻，补不敢补，以致病邪绵延，气血俱亏，直至今日三月之久，而病本不拔横生他症。此俗医之所以不识为何病，而治以增重也。

盖此病之初起也，发热恶寒，肢体疼痛而无汗，明系伤寒外感。此时只宜温散解表，即有宿食不化，亦宜俟表解之后，再为消导。其胸膈烦闷，作痞作热者，乃寒邪外锢，阳气不宣，郁闭而现热征，仍表症也。误以为里实，而峻剂以攻之，一日洞下十二次，正气从此大亏，表邪因而内陷矣。此始治之误，攻下太早为之也。

夫表邪内陷，从阴化寒则现寒症，从阳化热则现热症，此一定之病情也。此病误下之后，大烦大热，肌肤如蒸，明是邪从阳化。此时只宜清热兼以养阴之药，培护真[2]阴，滋养血液，病邪犹可渐解。其日夕大寒，夜复大热者，乃少阳现症，未尽陷之表邪，与未尽亏之正气，进退乘除，更互相拒而致此也。误以为疟，而常山以损其正，草果以助其热，病势从此大坏，治法亦从此大乱矣。故枳、朴以消胀，胀未消而阴液愈涸；参、术以养正，正未复而阳邪愈增。此中治之误，改途谬治为之也。

及乎留连日久，阴阳俱虚，病邪无气血之助，而表热里热乃尽聚而结于肠胃。此时皆知其可下也，而正虚已极则不敢下；皆知其可补也，而邪居于中则不敢补。于是且寒且热，半补半攻，多日不便则导以去之，苟以图目前之安，而缓以待后日之瘥。不知寒本伤荣，热复耗液，荣血与津液俱涸，其结聚之病万万不能遽下。强用攻药，不过从结旁冲开一路，药汁从此溜去，而病之结而不动者，仍如故也。用攻用导，徒伤脾肾之真气而滋其病耳。迄来热邪日退，病势愈增，此又终治之误，寒热杂投为之也。

夫伤寒，主病也。伤寒误治，伤寒之坏病也。古人遇此，皆有成法。此症屡误再误不一误，遂令伤寒正病中无此病，伤寒坏病中亦无此症，纷纭错杂，疑寒疑热，似虚似实，而望俗医之识此症也，难矣。

姑以现在之症言之，腹满、胁胀则似乎实，即或以久病疑虚，其呕吐之水何来乎？或酸或苦，动辄大呕，使膜胀皆无形之气，必不能化有质之水也明矣。以此为证，安得不从实治？不知实胀之脉，坚大以涩；病者六脉俱细，举之似弦，按之无力，乌得指为实胀？

其所以支膈胀胁者，血亏而肝气横行，脾虚而中气不运，重以屡下伤阴，肾气不守，下焦之浊气，随肝气而上乘清道，安得不作膜作胀乎？

至于呕吐之水，亦日饮之汤茶不能渗于膀胱，随逆气而冲突上泛，乃巨阳不能引精之故，非胃满而不能容也。此似实而非实，俗医之所不能识者也。

下厥上冒，昏不知人，则指为热，即或以久病疑寒，乌有寒而昏冒者乎？且其舌苔纯黑，时而干涩，以此为征，安得不从热治？不知热邪之昏人，其先必见谵狂，其后必兼烦乱；寒邪之昏人，先时绝不愦妄，过时旋自清白。

此症神识不变，语言如常，惟当脐一痛，上贯心腹，则目吊口噤，昏不知人耳。此正阴盛阳微，肾气凌心之验。夫肾，水脏，为阴中之阴；心，火脏，为阳中之阳。肾气凌心，水来克火，阳为阴掩，心中之神明全被浊阴覆被，安能知觉如故乎？其气上凌之极，遂从上窍越出，是以鼻口气凉，全现寒症。舌苔独黑者，火受水克，而从水化也。要其色亦黑而间青，终不似阳热之舌苔，由白而黄，由黄而焦，由焦而后黑之比也。故时而干涩，不旋时而濡润矣，是津液枯涸之故，非热邪燔灼之为也，此似热而非热，俗医之所不能知者也。

惟小便少，大便闭，绕脐疼痛，连腰及腹，忽鼓忽下，忽轻忽重，此寒热虚实杂错之症，不可归之一途，何也？屡下之后，下焦不能不虚，亦不能不寒。然而未尽之余滞，终属邪热结成；未尽之邪热，即是实滞尚在。将为其寒而温之，则余烬恐其复燃；将谓其热而凉之，则久冻不可加冰；将谓其虚而用补，补之则滞者愈滞，多日不行之大便，永无出路矣；将谓其实而用泻，泻之则虚处益虚，乘虚上凌之肾邪，倍益猖獗矣。于此言治，窘乎？微乎？又岂俗医之所能识也哉？

然则奈何？

曰：肝燥而为胀，则理气不如养血之为愈也。脾虚而作䐜，则破滞不如益气之为得也。肾邪上而昏然无觉，则益坎宫之阳，水火相抱而气自平。结滞久而干涩难出，则润肠中之燥，血液少足而便自通。至于饮食不进，仍是脾虚为病，脾阳健运而中满除，则食不期进而自进矣。呕水不止，亦由肾邪上冲，肾气一降而小便利，则呕不期止而自止矣。故治失其法，则温凉俱非；药得其宜，则补泻皆当。立于无过之地而缓缓图之，何沉疴之不可起乎？特不可不与主此病者一商也。

盖此病虽经数医，而主之者，凝秀所契厚也，居货于市，近在比邻，每医至，辄与面争，甚或私窜其方，惟予至则避不见。再至，再使延之，谆辞不至。

嗟乎！天下固有畏人之医乎？乃书方，合理中、五苓为一剂，而重加归、芍以养其阴，兼佐半夏以降其逆。一剂再剂，奏效如前。复数剂，余滞得润自下，症遂霍然，不复虞治矣。

【校注】

[1]复：庚午本作"腹"，从抄本。

[2]真：庚午本作"直"，从抄本。

【评议】郭氏之子，病本为伤寒外感，但因兼有宿食不化，医者误攻，致表邪内陷少阳。而又误以为疟而治之，兼用消胀补气之品，遂致阴阳俱虚。这时又杂投寒热之品，病复不可起矣。孔氏据症分析，乃为肝阴不足、脾肾阳虚、肾水上犯之证，遂重用归、芍，合以理中、五苓两方，兼佐半夏而收功。错综复杂之症，攻补难投之疾，经孔氏之手，则如庖丁解牛，游刃有余，皆因其医理谙熟故也。

议汤君鼻齿病

汤君某翁，年可七旬。鼻塞不通，常流浊涕，时而出脓出血，左颧似肿，齿龈时时肿痛，甚则血溢不止，以至鼻不闻臭，口不知味，逾二年矣。自以为鼻渊也，见予求治。

诊毕，为书案曰：此非鼻渊症。六脉浮弦而劲，风寒并中病也。适中于阳明之经，故鼻与齿俱受其累。经曰：足阳明之脉，起于鼻颏，挟鼻下行，入上齿，环唇挟口。风寒适中于此，结而不散，故即于此处现症。

齿龈肿疼，时时出血者，风以阳邪化热，逼血外溢也。鼻塞不通，常流浊涕，甚则出脓出血者，寒邪外锢，气道不利，风邪内鼓，血液被蒸也。

夫鼻为肺之窍，鼻塞而肺气不和，因而不闻香臭矣。阳明为胃之经，经病而及于本，因而不知五味矣。此症目下犹非大害，积而日久，寒邪不解于外，风邪常郁于中，此阳明一经，紫颧绕颐，人迎、颊车之间，势必蒸聚血液，破皮溃肉而出，此时大疮已成，而望面目之完全也难矣。

及今图之，速以散寒祛风之药直入阳明经络，更以引经药引至其最高结聚之处，可以渐愈。更得外敷一药迎而导之，其效必捷矣。

书方用生黄芪以托里，制附子以散寒，荆芥、防风以祛风，当归、川芎以和血，干葛、白芷导引诸药直入阳明一经，加红花兼令入络，而少加火酒引令上行。汤君挟方去。

或问：此方可必效乎？

予曰：治当如此，其理然也，不效何为用药？至其究竟，或风散而寒犹未尽，或寒退而风犹未解，随症消息，药味不无进退，是又在乎临时之斟酌，难以预定矣。又且此病中之已久，经络内伤，皮肉外变，通窍开结、和血养营之品，非多服不可。若以三五升之汤液，六七次之饮啜，治二三年根深蒂固之病，则决难言功矣。世有服药对症，而病不获愈者，皆此弊也。轻视病而重望药，举世类然，君视汤君能脱此弊乎！或乃唯唯，曰：是不敢知，会当以君之语告之。

【评议】此案据其病位，辨为风寒并中阳明经脉，并非鼻渊，因鼻渊仅病在鼻而不及于齿。案末指出，轻视病而重望药，是许多病不愈的原因，医者当以此告之病家，令病家戒之。

议从侄孙昭瑮妇病

从侄孙妇张氏，病咳嗽发热，经行不顺，两胁膜疼，时重时止，其脉浮沉俱弱，中部一线，数而有力。

问：病自几时？向治云何？

曰：病起产后，发热食减，近三载矣，不大为累。数月前，肩背腰股处处串疼，转入心腹，其疼益甚。医用桂枝、附子、归、芍等药，心腹疼止，惟胁下微微作疼，遂留丸方滋补。今丸药已进斤许，两胁忽大膜疼，其疼如箕张而上，如鼓击欲出，不可当也，幸有止时，而入夜则疼必大作。

问：医云何症？

曰：医云虚极，气血两亏，所留丸方，亦气血平补之剂。

予曰：此症不为不虚，然发热咳嗽犹为近之，肩背腰股之疼何来乎？肩背腰股疼矣，何以又移入心腹？心腹疼矣，何以又迁入胁下？胁下既以膜疼，又何以时重时止，能张能鼓？症有因而病有原，即此推之，明明可见，而徒以气血两亏尽此症，医又大疏脱矣。

盖以脉言之，浮沉俱弱，阴阳两亏之正脉也；既已发热，兼数则宜，数而有力，则非虚证所宜有矣。又其象只现于中部之一线，是不足之中大挟有余。不足者，正也；有余者，邪也。非外邪乘正虚而内袭，何得于浮沉俱弱之中，现一线有力之中候也？以症言之，发热食减已近三载，气血之虚可知，经行安得如常？

至肩背腰股之疼，明系外邪所伤。伤于寒则疼甚，伤于风则善徙，既疼且徙，风寒并受。在经失治，渐转而入心腹，固已入脏入腑矣。

而此时用药，又无内托外散之品，坐令归于胁下，合于肝木。风得木而愈狂，寒郁久则化热，上蒸肺中为咳嗽，下挟肝气而鼓胀，借非痛有止时，能堪几日膜疼哉？然而，作止者风之性，此亦天气之自然，亦可即此而得外邪之确症矣。目下此症之治，正固不容不养，邪尤不容不散。夫伤正者，邪也。邪不散，无论正不可复，即幸而能复，而气足血旺之后，腠理闭密，反杜外邪之出路，不知将来又作何症矣。前药阴阳平补，实非治法，已误不可再误，后当慎之。

遂用明天麻、独活、僵蚕，合诸养血理气之药为一剂，再服而膜疼止。复以小续命汤汗之，热嗽俱减。数剂之后，腹中不复觉痛，腰股微微疼楚。予曰：得矣。由脏而返于经，从此路入者，将仍从此路出也。

会以事返，不及往视，阅数月问之，则诸症俱退，饮食渐进，肌肉亦渐充盛，惟胸前突起寸许，状如复杯，两股则痿废，屈伸亦不能矣。

予乃复往，问何以至此？得毋又服补药乎？

曰：然。以腰股无力，医令服十全大补汤，愈服愈弱，数剂，遂不能起，竟不解为何故。

予曰：此故易知，前已备言之矣。伤于外邪，邪未退而骤补，安得不起变症？夫风，阳邪也。寒既化热，亦变而为阳。两阳合邪，复以热药助其焰，其蒸腾燥热之势，灼于肺则肺痿，肺痿则气不运；舍于肾则肾痿，肾痿则骨不举。肺肾俱痿，精气两伤，枢折胫纵，筋干急挛之症自以次现，而在上之余热，复聚于阳明之经，在下之邪气，全攻于环跳之穴，此所以胸脯结为垒块，足股不复屈伸也。非养血清热驱尽外邪，而望此生之复能行也难矣。

曰：既为痿症，何以独病下部？又两股俱瘦，自觉骨中空虚，而上身转甚丰腴，何也？

予曰：此有奥理，不阅《内经》，则无从知其故矣。经曰：肺痿叶焦，发为痿躄。又曰：心气热，则下脉厥而上，上则下脉虚。盖痿，热病也，本起于肺。心与肺连，肺热则心亦热，心肺俱热，肾阳自随心火而上，而下部之真阴，亦将随之而上济，则气血全注于上，而下部之留余无几矣。是以上日有余，下日不足。上有余则丰腴，甚则经络外壅，如胸前突起是也。壅之甚，保不出脓血乎？下不足则枯瘦，甚者精髓内竭，如骨内觉空是也。竭之久，尚望能转动乎？此所谓下脉厥而上，上则下脉虚也。此时此症，正入此例。犹幸其年力方壮，缓缓调治，将来或可望愈。然大病已成，邪正合为一气，非多药常服不能为功矣。

遂书治痿方，并令以药酒助之。盖至此始自知其非虚劳，而悔补药之误用也，然而晚矣。

【评议】补法是临床常用之法，然须对症酌情用之，否则，恋邪生变，后患无穷。此案阴阳两亏，又风寒外袭，治宜扶正兼祛邪，而误用补药致胁痛大作；经改用祛风、养血、理气之药，可望痊愈；然又因服十全大补汤而两股痿废，不能屈伸。由此言之，补法不可妄用，补药不可轻施也。

议满景华病

丁巳新正，满表兄云衢以母病延予。比至，始知乃弟景华亦病。景华晚景不佳，心常郁郁，至是病甚暴，身热如火，面赤头晕，腰股疼甚，皮肤干燥，忽烦忽睡，六脉沉细至骨，数而无力。

问：病几日？

家人曰：连月以来，饮食减少，昨始健饭。一日至夕，忽大寒栗，燥渴索饮，立尽五六碗，夜来拥被围火，亦无点汗，茶亦不更索矣。

问：小便何如？

曰[1]：自昨日以至今夕，点滴全无。

予谓乃兄云衢曰：此少阴症也。既伤于寒，复染于疫，本是表里同病，以二兄向来体瘦身弱，阴分本亏，是以邪气甫感，遂入肾经。今六脉沉细而数，少阴脉也。面赤头晕，阴虚于下，阳聚于上也。腰股疼楚，邪入少阴，所部受伤也。忽烦忽静，忽渴忽不渴，少阴水火之脏，阴阳迭互现症也。若系阳明之烦渴，则掀衣揭被，饮多喜冷，岂复有不烦不渴时哉？惟身热是表症之常，然皮上无汗，固寒气之外闭，亦邪势之内侵。此病若不急治，更历二日，真阴下竭，祁阳上凑，必昏愦不复识人，此时无论治症难，即饮药亦不易矣。治之期以今夜瘥，勿令进药迟也。云翁诺。予遂书方，干地黄一两半，芍药、泽泻各一两，茯苓、丹皮各六钱，麦冬、木通各五钱，甘草三钱，令取三剂，一夜服尽，遂辞归。

是时已有医在座，不敢任此症也。其夕，复有相识之医二人至，一云病轻，微药可瘥；一云病重，虽药难保。及睹予方，则同声以为不可用。云翁固信予，力主予方，一夜遂尽三剂。比次早，六脉俱起，小便再行。前言重者亦以为可治矣。

复延予至，二医已书方以待，其一颇自高，仰面谓予曰：昨见君方，殊所不解，君既识为少阴伤寒兼染疫气，何以不用表药？

予曰：病在少阴，则从少阴立治，膀胱一途，少阴之近路，即邪热之去路也，表药何为？强用表药引之使喘，迫之动血乎？仲景论伤寒曰：少阴症，息高者死。又曰：强发少阴汗，必动其血，未知从何道出？或从鼻口，或从目出者，是名下厥上竭，为难治。以病者之体瘦阴虚，本不可强责以汗，又兼病在少阴，表药少则提之不动，表药多则升腾上窜之品，竭力鼓荡，必至气涌而上，血随而升，大喘不止，则血溢上窍，是本解其病邪，反绝其生机矣。可乎？不可乎？医者面赤。予遂入诊，谓云翁曰：脉症俱转少阳，可无忧矣。医所定方，正少阳小柴胡汤加减，对症药也。但分量过轻，又无养阴之味，与阴虚之本症未协，吾出语之可也。出以语医，医唯唯，予遂辞归。

越三日，复使延予，则前医俱去，病复大作矣。噫！或云轻，或云重，而一从阴转阳之症尚不能瘥，医之为术可知矣。

予既往视，因问：何不留医？

曰：前日身热已退，医以为病愈，遂送之归。不料越日复热，入夜尤甚。

予曰：病在少阴，邪入已深，岂能一时遽解？其暂时身凉者，内热从小便导去，外邪亦必从毛窍泄出。然皮肤之热解，肌肉之热犹未尽解，至肌肉之热泛动，则身又热矣。肌肉之热解，筋骨之热犹未尽解，至筋骨之热泛动，而身又热矣。此必频凉频热，而后渐次就瘥。所以然者，阴虚血少，津液无多，势不能酝酿大汗托底送邪以出，故止微微小潮，乃得徐徐热退。少阴之病情，与阴虚之本体，理势如此，吾经之屡矣，无足虑者。仍以养阴清热之药投之，四剂而瘥。

【校注】

［1］曰：原文缺"曰"字，据上下文补。

【评议】 满氏之病，乃少阴之证，又以其体质阴分素亏，故用药须处处护及阴液，使热渐次而退。但他医忽视于此，故不得愈。临症用药必须考虑体质因素，方可奏效。

议满屡中夫人病

满屡中夫人，年逾七旬。久病沉绵，医以消食、清热、理气之药，屡治不瘥，求治于予。

问其症，曰：右胁有块，气逆胸满，胃脘常疼，疼甚则两胁俱胀，殆不可支。兼之心烦而跳，口燥舌干，睡卧不安，饮食不进，上身苦热，下身苦凉，小便时而热赤。诊其脉，右寸关浮而动，按之全空，左寸关沉而郁，举之全无；两尺沉而短小，似数似结。

予沉思良久，为立案曰：异哉！此症阴阳不交，脏气互结，更虚更实或寒或热，症之难调莫过于此矣。

夫人之一身，上阳而下阴，然而阴中有阳，阳中有阴，气血相丽，水火相济，阴阳相抱，脏气乃平，今现之于脉者，或有表而无里，或有里而无表，或颇有表里而不匀不和，阴阳无交济之美，气血有离决之患，亦何怪其病之沉困至此哉？夫右寸关，肺脾之分也。其脉有表而无里，是肺脾之亏在阴，而有余在阳；非阳有余，血不足以丽气，阳乃孤行而为病矣。故其现症也，为口燥而干，为心烦心跳，为两胁之䐜胀，为上身之烦热，如此而望睡卧之独宁，胡可得乎？

惟肾主下部，两尺俱沉，犹为本脉，而且短且小、似数似结，水火之脏，阴阳先自不调。故阴现于外，下身为之俱凉；火伏于中，小便时而赤热。若不急治，久而移热于膀胱，则癃闭溺血之症现；移寒于脾土，则壅肿少气之病作矣。乌有阴外阳内反天之常而不变生大症为患无已者哉？

然则此症也，五脏俱病，治之本自不易，而向来消食、清热、理气之药尤属谬用无当。夫饮食不进，尚有何食之可消？为䐜胀而理气，似乎近理，不知气之所以胀者，右寸关之有表无里为之也。右寸无里，犹可云肺脉之本浮；右关无里，脾阴巴苦告绝，而可以枳、橘耗散之味重伤中州之元气乎？为烦躁而清热，宜乎不误，不知热之所以生者，左寸关之有里无表为之也。左关无表，犹可云肝脉之本沉；左寸无表，心气已经内郁，而可以芩、栀苦寒之剂重益上焦之闭结乎？药之不效，此其由也。既往不咎，更复何言？吾为酌立治法，非随证而为之治也。

肺脾之病在气分，肺欲收而脾欲缓，从此求之则难为，而但养阴以引其阳，则阴生而孤阳之浮溢者自敛。心肝之病在血分，心苦缓而肝苦急，以此参之亦难调，而但从血以宣其气，则气行而浊阴之郁闭者自开。独肾家之病，水火不相为用，不益其阳则水脏不暖，黍谷终无回春之候；不益其阴则火归无宅，神龙将有起陆之忧，是必阴阳并补，乃得水火相济。王启元[1]所谓益火之原，以消阴翳；壮水之主，以制阳光，正此时此病之真诠也，宁捉风捕影之见所得侥幸以尝试哉！

案既立，时赵君兰馥在座，审阅数过，从容请曰：据脉辨证，理既的切，语无游移，阅之使人心地了然。然尚有可疑者，上身苦热，下身苦凉，果心肾两经之症与他脏无涉乎？

予曰：案中以笔代口，语恶其烦，文厌其碎，简而求整，遂有不及致详者，无怪君之见疑也。

夫人之一身，心肺主上，脾胃主中，肝肾主下。经曰：心部于表，肾治于里。又曰：阳中之阳，心也。阴中之阴，肾也。夫心为阳而居上主表，上身之热即阳分全现阳象也，不归之心将何归？肾为阴而居下主里，下身之凉即阴部全现阴证也，不属之肾复何属？理主其常，义取其正，大概如此。其实交互推去，下身已凉，必肾经之火上逆而从心，心复炎肺，是以气逆胸满、心烦、口燥，上身为之全热耳。其势上炎之极，复移而下注，则由小肠而侵及胞宫，小便乃现热证矣。是小便之赤热一症，仍以属肾家。盖立言是，亦不尽肾经之事，然而肾主二阴，虽上热之下移，亦肾火之协灼。故小便赤热一症，仍以属之肾家。盖立言如是，而后平正直捷无弊也。若条条而析之，三五错综，其中无微义，转恐多指乱视，多言乱听，阅者靡所适从矣。赵君称善。

予乃合附子理中、人参养荣、金匮肾气三汤之法，裁取而定方，一剂而效，再剂而瘥。予归，赵君遵法治之，数剂而告成功矣。

【校注】

［1］王启元：即唐代医学家王冰，号启元子。

【评议】此案症乱如麻，孔氏凭脉辨证，据症析理，按理选方，令人一目了然。由此可见，脉理深奥，若不明脉理，头痛医头，脚痛医脚，何病能愈？

卷 四

议痢疾脉大身热之治并附治验数则

痢疾一症，古人言之详矣，或纯或驳，无暇遍议，惟称脉大身热为难治，后人遇此遂多退诿，不知此非古人之定论，亦其见有未及也。

经之言脉也，曰：大为病进。仲景之言下痢也，曰：脉大者为未止。夫谓为病进，谓为未止，非谓其难治也。重以身热之故，遂确然断以难治，古人误矣。然断以难治，亦非谓其不可治也，若曰治之较难已耳。以难治之故，遂退诿而不治，今人抑又误矣。

盖尝思之，脉大身热，外感之脉症也；红白滞下，肠胃之实积也。肠胃有积，自病肠胃，使其聚而不出，其邪气之冲越横行，容或有脉大身热之时。若已变而为痢，降而得下，则幽门魄门[1]一带，实积之去路，即是邪热之出路。一窍得通，浊气共凑，复何得冲越横行，蒸腾于肉腠，浮溢于经络，而令脉大身热乎？既以脉大身热，又何以知其必非外感，而归之痢之一症乎？

且夫痢与外感，恒有之症也，亦非必不相兼之症也。恒有者而可以相兼，则又乌知其痢之时不适逢外感，表邪与里邪并盛，而后脉大身热乎？又乌知其脉大身热之时，非已有外感表邪触动里邪，而后因而下痢乎？此其故皆不可知也，而但曰痢云乎哉！

窃以为遇此症者，不可心畏其难，只当表里兼治。身热，表症也，则清其在表之热；下痢，里症也，则攻其在里之滞。长沙之大柴胡[2]，河间之通圣散[3]，皆可仿佛其意而用之。若专从痢治，里症退而表热内陷，搏聚血液，复蒸为稠粘浊秽，鱼脑猪肝之形，则愈下愈多，反成源源不绝之势，而难治者，真难治矣。

夫伤寒之有表里症也，必先解表，而后攻里，恐表邪之内陷也。表邪内陷，即成里邪。里邪害重，表邪害轻。伤寒慎之，痢疾何独不然？

或曰：脉大身热，似乎外感，然外感亦必有兼症，若无头身疼痛、畏恶风寒等情，亦可谓之外感乎？

予曰：痢之重也，肠胃如焚，腹疼，里急后重，诸苦同时并见，里气失其常度也。里气既乱，表气亦因而不治。此时既无外感，周身亦无恬适之处，特不必其脉大身热耳。及乎风寒一至，不治之表气不能御之于外，既乱之里气不能拒之于中，腠理一透，乘虚[4]直入，如水流湿，如火就燥，不旋踵[5]而两邪接壤，合同而化，尽现热症，何必复徘徊关外，而为头身疼痛，畏恶风寒诸症乎？

夫观理必求其通，论事勿拘于常。吾非谓痢之必有外感也，谓夫脉大身热之近于表，而不近于里也。第以理论，里病者必累其表，苟无脉大身热之验，即头重身疼，畏风恶寒，谓之非外感，可也。表病者终归于里，既有脉大身热之症，即头身不疼，风寒无畏，谓之无外感，亦不可。子以外感之恒例求之，泥矣。

或曰：不然。脉大，阳明脉也；身热，阳明太阳症也。痢本胃府大小肠之病，即手太阳、手阳明与足阳明病也。足之阳明[6]主肌肉，而手之太阳阳明通主一身之津液。痢之重者，其热由腑而迄于经，以致肌肉蒸烧，津液沸腾，故脉为之大，而身为之热也，必以外感之表症当之，斯为泥。

予曰：诚如[7]斯言，吾亦谓脉大身热即太阳阳明之症，顾不知太阳阳明之行于人身也，将谓之里乎，抑谓之表乎？必谓之里，是太阳阳明与肠胃为一也，古人何以分经腑？若谓之表，则肠胃自肠胃，而太阳阳明仍自太阳阳明也，何得混同论治乎？盖人之一身，躯壳之内皆里也，躯壳之外皆表也。以下痢之故，而热现于表，其热之盛也可知。此时无论有感无感，而一用外感之法，撤其热从外散；一用内治之法，清其邪从内去，表里分消，转眼可愈。较之治内遗外，坐令在经之热，循循内归，蒸血聚液，为痢不已者，其难易得失何如耶？是既脉大身热之本非外感，亦当以外感之法治之矣，而况于实有外感者乎？

或曰：是则然矣。设久痢不已，形体力赢瘦，而脉大身热，亦将从外感治乎？既有外感，容可以发散之药耗其血液乎？

予曰：是又不然。吾尝遇此症矣，治之以养阴之剂，而酌加淡涩以固其肠。盖久痢而脉大身热，由于血液内涸，因而孤阳外浮。其脉虽大必无力，其身虽热必不甚，阴虚之确症也。初痢而脉大身热，明是表里同病，因而阳邪四炽，其脉之大必有力，其身之热必甚重，邪实之明征也。邪实之于阴虚，有余不足之分，判若霄壤，治法岂容一例？惟阴极虚而邪又太实，则久病之躯，不慎风寒，真卢扁[8]之所畏矣。顾此乃自不用命者之所为，几见痢之有此症哉！若初痢而脉大身热，自是常事，直可指挥奏功耳。或请其验。

予曰：向在曲阜，从弟向黎患痢，一昼夜数十行，里急后重，内症甚迫，其脉浮大而数，身热有汗。予以柴、葛、荆、防、芩、连、归、芍、大黄治之。颜丈友庐见方疑曰：高手也，何方之杂？向黎曰：此所谓高也。取药服之，二剂而愈。

予少女患痢，脉大而劲，身热如火。予曰：此症表重于里，急于发散，拟表解再治其痢。一剂得汗，表热退而痢亦止矣。

又邓姓者，年逾七十，患痢月余，脉大身热。予于方中，君归、芍，臣荆、防，少佐芩、连，使以陈皮，数剂亦愈。

又闻友人言，赵姓某，久痢不痊，延医诊视，以脉大身热辞不治，卒以痢死。使其以阴虚之法，少加表药以治之，乌在其必死乎！古人有未见到之言，而后人奉之，遂以误天下，此予之汲汲有是辨也。

【校注】

[1]魄门：即肛门。

[2]长沙之大柴胡：长沙，张仲景之别名。大柴胡即大柴胡汤，出自《伤寒论》。由柴胡、枳实、黄芩、白芍、半夏、生姜、大枣、大黄组成。主治少阳之热邪未解，阳明里热壅盛，寒热往来，胸闷呕恶，郁郁微烦，心下痞硬，下利而不畅，脉弦有力等症。

[3]河间之通圣散：河间，刘完素之别名。通圣散即防风通圣散，出《宣明论方》。由防风、连翘、麻黄、薄荷、荆芥、白术、栀子、川芎、当归、白芍、大黄、芒硝、石膏、黄芩、桔梗、滑石、甘草、生姜等组成。主治外感风邪，内有蕴热，表里皆实，恶寒发热，头痛眩晕，口苦口干，咽喉不利，大便秘结，小便短赤，及疮疡肿毒等症。

[4]虚。庚午本为"隙"字，从抄本。

［5］踵：庚午本为"时"字，从抄本。

［6］足之阳明：庚午本"阳明"二字，从抄本。

［7］如：庚午本为"为"字，从抄本。

［8］卢扁：即扁鹊，姓秦，名越人，又号卢医，故亦称卢扁，是战国时代的名医。

【评议】痢疾脉大身热之病，古人谓为难治，后人遂多推诿不治。唯孔氏独具慧眼，反复阐明其理，并举例说明之。此乃表里之兼症也，用表里双解法，或先解表后攻里，若久病体虚而见脉大身热者，以养阴之品，酌加解表之药，均获痊愈。孔氏不拘混于古人之所见，不随和于后人之所为，出独见以济世救人，足见其医德之高，医术之精。

议痢疾脉细皮寒之治并附治验一则

客问于予曰：君辨痢疾脉大身热之治，既闻命也。反而言之，若下痢不止，而脉细皮寒，则如之何？

予曰：此在《内经》五虚之属也。经曰：五实死，五虚死。脉盛，皮热，腹胀，前后不通，闷瞀，此谓五实；脉细，皮寒，气少[1]，泄痢前后，饮食不入，此谓五虚。其时有生者，浆粥入胃，泄利止，则虚者活。身汗，得后利，则实者活。此经之明训也。以此参之，可以知此症之治法矣。

曰：请悉言之。

予曰：脉细皮寒，非下痢之脉症也。细为气衰，寒则阳微。气衰阳微，已不能变化水谷，蒸血聚液，何得复有痢症？痢而有此，非见于久痢之余，则得于大病之后，皆至虚极危，十不保一之症也。何也？

痢本内积有余之症，非不足之所生也。惟久痢之余，精气内夺；大病之后，脏气不守，是以脉细皮寒，犹然下痢。此时惟一补法，经曰：形不足者，温之以气；精不足者，补之以味。择气味具醇之品，酌轻重而并进之，痢得止，犹有转机，痢不止，补亦难为矣。若更泥补增滞，与一切疑实疑虚之兼症，则万无一生。此间不容发之候，无俟迟回观望从容尝试者也。

曰：脉细皮寒，为虚已甚，尚有何实之可疑？

予曰：不然，吾固见有疑者。

向在粮艘，一少女患痢，逾半载矣，其父抱以就诊。脉细皮寒，形体羸瘦。以其目尚有神，饮食能进，治以附子理中汤[2]，加归、芍、云苓之属。一剂痢减，再剂而饮食倍进，痢全止矣。

附舟有赵姓者，同帮之常医也，谓予曰：此治非愚所及，亦非愚所敢用。问其故，曰：此虽久痢，水谷错杂之[3]中，红白始终不断，敢谓湿热已尽乎？小便甚少，浊而有滓，敢谓膀胱无火乎？口燥喉干，时时作渴，敢谓膈上不热乎？现在盛暑炎天，姜附之热，似在禁例，此尤愚所必不敢用者，君可谓有胆有识。予曰：人身一小天地也。盛夏之时，阳在外，阴在内，脏腑方苦无阳，姜附有何畏忌？以夏月而禁姜附，设冬月有伏温之疾，亦将置芩连不用乎？药分四时，理之大概，此不容偏执不化者也。其余诸症，亦宜分别观之。

夫痢红白滞下，湿热兼盛之病。当其盛也，水谷入口亦变红白；及其衰也，或为溏粪，或为糟粕。兹以久痢之故，水谷不能复变，脾胃之虚寒已极，湿热可谓无余矣，而犹不断红白者，阳陷不能复升，阴亏不能复守，脏气下溜，势成不返，大肠之垢尽，而脾脏之精华，亦被转抠[4]旁吸而下，此所以水谷之中兼见红白，其实似痢而非痢也。五液[5]注下，而命随之，而犹以为未尽之湿热，可乎？

小便滞浊而少，极似膀胱有火，而在此女则不可以火论。经之言手太阴也，气虚则溺色变。夫小便由气化以出者也，气化盛则小便长，气化衰则小便短；长则多而澄清，短则少而浑浊；少极浊极，遂令其中无物而有物，非滓而似滓。此正肺气上衰，肾气下竭，阳不能熏蒸，阴不能浸润，以致膀胱零星之津，带胞宫之浊阴以出，虚寒不固之甚者也，而犹以为火，然乎？不然乎？

口燥喉干而渴，极似膈上有热，而在此女则不得以热论。方书之言渴也，本有热盛消水，与津液不足之两途。热盛消水属实热，津液不足即虚寒。试思此女之津液，足乎？否乎？胃腑为生津之源，水谷且不能化，岂能化津以上行？大小肠为运津之主，脂垢且不能留，岂能留津以上奉？内水不足，不得不借外水以自润，而外水方入，又复由胃注肠，汩汩而去，正如开障决堤，下流顺而上流立涸，此所以口燥舌干，时时作渴也。而犹以为膈上之热，则误之甚者[6]也。

大抵此症之虚寒，不必以其兼症为断，也不必以其久痢为断，直以其脉细皮寒为断。而脉细皮寒之中，又以脉细为主断。假令其脉细而数，数且有力，虽久痢皮寒，其中定有伏热，便少、口燥等症，又当别论矣。惟其脉细而无力，是以毅然遂用姜附。

潕沱芜蒌之饥寒，非邓公薪火，冯公粥饭，则汉室难言中兴矣。此至平至稳之治，酌乎症，合乎脉，而亦不悖乎时令，岂别有神识，而浑身是胆也哉？

赵姓乃称善。此即疑虚疑实之确症，予向日曾有是辨，君固以为疑，有何可疑乎？客乃喟然叹曰：疑也有理，而今而后，吾乃知认症之真未易也。

【校注】

[1] 气少：原文为"少气"，今据《内经》改之。

[2] 附子理中汤：出自《太平惠民和剂局方》。由炮附子、人参、白术、炮姜、炙甘草等组成。主治脾胃虚寒之吐泻，腹痛，面色㿠白，手足不温，及霍乱转筋等症。

[3] 之：抄本为"其"字，从庚午本。

[4] 转挹（yì）：从别处汲取之意。挹，汲取。

[5] 五液：五种分泌物的合称。《素问·宣明五气》曰："五脏化液：心为汗，肺为涕，肝为泪，脾为涎，肾为唾，是谓五液。"

[6] 者：抄本为"则"字，从庚午本。

[7] 固：庚午本为"顾"字，从抄本。

【评议】 此案以《内经》之旨，论述痢疾脉细皮寒之治，唯一补法而已，不可疑为实证。并以具体病例，说明真虚而现假实之症，必须认真分析，方能得其确候。其辨证之关键，在于脉细皮寒，而尤以脉细为主断。由此可见《内经》是中医之基础，必须熟读，临症才不误事。上篇议详于案，此篇案详于议，均条理井然，孔氏不仅医理精深，而且文笔胜人。

议噤口痢治法并附治验数则

客谓予曰：痢之一症，吾今识之矣。初痢多属实热，久痢多属虚寒，其中有脉大身热，脉细皮寒，古人所称为难治者，得君之论，亦可通其变而济其穷，诚仁人[1]君子薄利之言，嘉惠天下之苦心也。此外，尚有噤口一症，为害最烈，请更详之。

予曰：噤口痢症，病情治法，俱详于方书，循途守辙，可以应世。予所论者，古人之所略也，此症何庸多言？

曰：遵方用药，往往不效，何也？

予曰：方必尽遵则泥矣。病殊人殊，岂容执一？虽然，不效之故，慎勿咎方，非方之不效，亦其法有未备也。无已，请为君言其法。

夫噤口之痢，毒气上壅于胃口，其热也如蒸，其冲也如沸。得食则呕矣，得饮则呕也[2]，而况于药之苦口。不食且哕也，不饮且哕也[3]，而况于药之入咽。时医于此，不思委婉善治之术，而但曰：此某证，宜某方。急药以服之，药未尽而胃已上翻，绞姜汁以平之，姜未下而气已上逆。一剂不效，则彷徨虑矣，再剂不受，则悠然退避而去耳，天下有不坏之病乎[4]哉？

且夫乡曲偏壤之地，得药为难，富贵骄逸之家，服药不顺。一药呕而更市，动逾旦夕，更市更呕，时屡旷而不容其俟矣。一剂哕而再服早议改方，再服再哕，方屡改而失其宗矣。夫噤口至急之症也，其一定不易之治，又非可以朝凉而暮温也。届至急之势，待不及之援；舍一定之效，冀难必之益，以此图功，和缓[5]不能。

吾于此症，尝熟思而深计之，又屡试得效焉。非别有移情变志，神奇不可测之秘也，重剂而轻投，急药而缓进，何也？噤口之呕哕，万万不容不止，又万万不能遂止者也。取对症之药，煎之使盈升盈斗，进之止一合半合，即令入口即吐，而未服者尚多也，不旋时而又进矣。继进而又吐，而未服者仍尚多也，旋时而又进矣。进进不已，而药之入口者，渐吐渐缓，渐缓渐止，不觉而胃气顿开，食物并受矣。盖药汁虽出，而有余不尽之气味，流连喉间，熏灸胃腑，犹能解散其热毒，而降抑其逆气故也。顾非使其气味相续而不绝，岂能胜病奏功如此哉！且夫人情不可强也，定见不可歧也。谁非畏药之人，多储而少进之，俾知呕哕之不能遂平也，则时呕时哕而不患其苦。谁是知药之士，少进而多储之，俾知呕哕之止有此治也，则频呕频哕而不疑其[6]非。此方外之法，治中之理，古人所未及著也，而今人之所未及察者，聊以补噤口一症之缺。至于药中品味，则遵古而变通之，是在临症之斟酌，不容以一言定也已。

客曰：善，此真阅历之言。君用此法，治几人矣？

予曰：是难遍举。

有高姓者患此症，呕哕连绵，痢下甚窘，其脉大而数。方用芩、连、大黄、归、芍、枳、橘之属，令市二剂，多煎频服。至剂半而呕止矣，又半剂，痢亦渐止。后高姓之弟，病症如其兄而少缓，疏方亦二剂，服至半剂而呕止，药尽而痢遂全瘳。

又予从甥，孩提也。下痢呕哕，如法治之，呕哕止，而予适他往。数日复返，则痢大下矣，兼之五心烦热，肛门不闭。盖呕止之后，饮食杂进，厚味助其热邪故也。急与清理，痢减热退，乃以补中益气汤[7]服之，数剂，肛门乃收。其他不必悉述也，姑存此法，以告世之知医者可矣。

【校注】

[1]仁人：庚午本为"人仁"，从抄本。

[2]得饮则呕也：抄本无此句，从庚午本。

[3]不饮且哕也：抄本无此句，从庚午本。

[4]乎：抄本为"者"字，从庚午本。

[5]和缓：和，指医和。缓，指医缓。二人皆为春秋时秦国名医。

[6]其：庚午本为"为"字，从抄本。

[7]补中益气汤：出《脾胃论》。由人参、黄芪、白术、炙甘草、当归、陈皮、升麻、柴胡等组成。主治脾胃虚弱而致身热有汗，少气懒言，饮食无味，四肢乏力，舌嫩色淡，脉虚大；或气虚下陷所致的脱肛，子宫脱垂，久痢或久疟等症。

【评议】前述痢疾脉大身热，与痢疾脉细皮寒之治例，此又补噤口痢一症，略于一般，详于特殊，痢疾之论可谓详矣，诚能补前人论痢之不足，而非一般医案之可比。上两案从生理、病理而论治法，此一案主要论述多煎、少饮而频用的服药方法，读之令人耳目一新，此法不仅适宜于噤口痢一症，类似者皆可用之。如曾治一"蛔厥"（胆道蛔虫）病儿，得药即呕，已三日而药未能入口，用此法而药进病愈。治病者宜曲尽人情，深思善变，方能临症自如。

议吕义堂淋病[1]

吕义堂表弟，素有淋症，丁巳复作，小便涩疼，所下浑而稠粘。数日之后，兼患谷道[2]紧进，如物所撑，以为前阴所累也。因循二十余日，病大重，卧床不起，小便涩甚，沥下如刺，谷道少觉病缓，而中气泄下，汩汩不已，脂液随之俱出，兼之发热烦躁，夜不能寐。诊其脉，浮硬沉空，三动一止，居然代象，两手皆然。

时姻戚王仲甫为之调治，已数日矣。其方皆健脾补肾利小便之品。见予问曰：病如何？予曰[3]：殆矣。

以脉觇之，浮硬沉空，阴亏可知，三动一止，真气败也。参之于症，亦罔非败征。夫淋浊不止，肾气伤而真阴失守；谷道下气，脾阳陷而元气日亏。此已双关不扃[4]，十分难为，而津液脂膏，随浊气而涌出谷道，尤属罕见之危症。

夫胃、大小肠传化物而不藏，其中之真阳真阴皆易亏而难复者也，全赖津液脂膏布护其间，是以糟粕下而元气不与俱失。今秽粪未出，而精华随气下注，数十年之积蓄，指日告匮，元气复于何丽乎？阴亏于内，则阳浮于外；血虚于下，则气扰于上，是以心烦身热，夜卧不宁。更历数日，必有喘促，呕哕，大汗淋漓之患，此时阴尽阳越，顷刻脱绝矣。君深于医者，能保此症无虞乎？

仲甫曰：能亦不复延君矣，惟不能，是以请君来定方。

予曰：予即疏方，乌能出君之上？乃以敛阴补阳，固脱升陷之药投之。其夜少寐，仲甫亦无异言。

次日同诊，仲甫忽曰：连日治法皆误矣，此膀胱痈也，淋出之物即是脓。

予曰：膀胱生痈，小腹必疼，亦必有憎寒壮热之证先见多日，而后脓成而外溃。今淋在数日之前，热在五六日之内，明是阴虚作热，又有小腹和软，按之不痛，谓之为痈可乎？

曰：否则是大肠痈，谷道所出是脓无疑。

予曰：前言谷道紧迫，如物撑塞，谓为肠痈，于理为近。但肠痈亦在小腹，势必阻碍大便。今小腹毫无痛处，究竟痈在何所？大便时下硬粪，何以不觉梗滞？且皮肤甲错，肠痈所有之症，义堂无是象也；肠鸣气泄，义堂所有之症，肠痈无是说也。必以为痈，岂津液脂膏与脓无分乎？

时诸吕季昆[5]皆在座，金言非脓。病人闻之，固言非痈。仲甫亦不自坚，遂议峻补。

予曰：补诚是，过峻不可也。甘温除大热，本为劳剧伤气者言，非为阴虚作热者说法。此症阴亏已极，过用参术，必不能支。若饮药之后，大烦大热，卧起不安，能保病家无后言乎？吾辈虽志切救人，而用药当立于无过之地，不可冒险邀功。仲甫深以为然。会主人小有忤，遂拂衣去。

予不得已，独治此病，以阴阳平补之药，合三剂为一剂，嘱令多煎频服。其夕，脉忽变，数十动中，间见一止，气亦不复下泄，惟小便尚觉涩疼而已。至夜，病人欲大便，忽有多物与粪俱下。视之，乃真脓也，较前所下脂液，形色迥异，乃知真有痈在广肠[6]之内，逼近肛门。从前撑胀，即是此物。近忽不撑者，脓成毒化，其势渐软也。按之不疼者，不在小腹，按之不能及也。不碍硬粪者，广肠宽大，粪从旁出也。脂液下注者，脓成膜起，垢腻先脱，气复鼓之，故出也。皮不甲错，热不发者，其毒犹不甚盛，其形亦不甚大，故不能蒸达阳明，现于肌表也。脉之间止，亦即毒结气滞所致。惟淋与泄气，自是脾肾之病，与此无涉。

然此症之端倪已著，仲甫明指为痈，亦可谓暗室一灯矣。而予愦愦，犹与力辨，且举方书所载之症，令其置喙无辞。夫执古方不可以治今病，宁执古症遂可以概时疾乎？甚矣！予之阍[7]也。然恐天下之执泥如予者，正不少矣，故书此以志辨证之难。并望临症之士，勿信已而非人，勿执常而忘变。彼蔑古自用者固非，若泥古而不化，贻误亦不少矣。慎之哉！脓出，义堂病瘥，复治其淋，病遂日瘳。

【校注】

[1]议吕义堂淋病：庚午本为"议吕义堂表弟病"，从抄本。

[2]谷道：即肠道。

[3]病如何？予曰：抄本无此句，从庚午本。

[4]扃（jiōng）：原指门窗箱柜上的插关，此引申为关闭之意。

[5]诸吕季昆：季，排行最小的。昆，兄。诸吕季昆，泛指吕氏家族中人。

[6]广肠：包括乙状结肠和直肠。《证治要诀》曰："广肠，言其广阔于大小肠也。"

[7]闇：暗的异体字。

【评议】诊病者，单纯一病者易辨，一病而又兼他病者难断。此案，先患尿淋而后发肠痈，症状错杂，病者尚不自知，医者亦据淋辨治，直至痈溃脓出，方知其误。案中，孔氏不饰其过，对他医出其上者，皆予称赞，可见先生自律甚严。执古方不可以治今病，执古症不可以概时疾；勿信已而非人，勿执常而忘变；既不能蔑古自用，亦不可泥古不化。孔氏的这些体验，对我们今天学医、行医都是十分有益的。

议邢梅菴病

邢梅菴，年近六旬，性颇嗜饮。一夕暴呕失血，顷刻盈盆，昏愦烦扰，几至不救。越日少安，而心中烦热，左手足不能复动，但苦麻木，右手足仅能移动，亦觉强劲。倩人[1]扶坐，头面动摇不止，兼之大便干燥难出，小便短少不禁。

比予见之，病已经旬，用药数日矣，大抵皆剽散治风之品，少佐清凉而已。诊毕，为立案曰：此非中风症也。

据脉，左三部细而涩，右三部硬而空。夫细为气败，涩由血枯[2]，硬而空者，革脉也，革主亡血，合而论之，总是血亏。而右边之气，犹未至如左偏亏损之甚，故右手足犹能移动，左手足遂麻木不用也。年近周甲[3]，本阴亏之时，兼之大失血之后，安得不现此症。

经曰：足得血而能步，手得血而能握。血既暴脱，筋脉失血，而平日曲蘖之余毒，复为蒸灼于其间，则短缩拘[4]挛，废弛不仁之症，从此起矣。此所以不必中风，而形与中风者无异矣。

心中烦热者，阴血已匮，孤阳内燔也。头面动摇者，筋脉无力，战动不支也。大便干燥，血亏而液与之俱亏也。小便短少，阳化而阴不能化矣。然至遗出不禁，则下部有限之阴气，已有岌岌欲脱之势。此症若止手足偏废，犹是小害。倘右手革脉不化，左手涩脉日甚，且恐阴尽阳竭[5]，变症丛出，求为废人，亦不可得矣。当急以养阴之味，重剂多煎，频服缓饮，复其血液，寻常风燥之药，分毫不可以入口也。

案出，梅菴不解，其子问：有何变症？

予曰：人之一身，气血而已。气主煦之，血主濡之。今血脱欲尽，所借以不死者，气耳。夫孤阴不生，独阳不长，不易之定理也。无血以丽气，气自不能率其流行之常，结于中，则为膜、为胀、为疼痛，冲于上，则为塞、为噎、为喘促。偶然一身大汗，脱绝即在顷刻。既幸而不脱，而有阳无阴之脏腑，日灼日槁，能堪几日，不为干燥之枯腊乎？夫自有之气，非生病之具也，然有血以为配，则气为冲和之气，且可化液以生阴；无血以相济，则气为亢燥之气，遂至燔胃而灼肠，如此病之心热便燥，即是后日变症之先机，何待悉言乎？

曰：连日病家皆言中风，先生独禁风药，何也？

予曰：云中风者，皆观其现在，忘其由来也。夫以手足偏废为风，则是《内经》风痹[6]之说也，要必有唇缓涎出，语言謇涩等症与之并见。以头面摇动为风，则是《金匮》中络之说也，亦必有鼻眼牵掣，唇口㖞僻[7]等症与之并见。今病全无此症，而患起于大失血之后，并见一阴气竭之脉，不急养阴生血，更用燥烈之风药，何异抱薪投火，益之燔灼乎？

夫风药之耗血也，犹灯之消膏，釜之消水也。果系的切中风，犹当与血药并用，今全无丝毫之外邪，何所用其祛散？仅余一线之残阴，岂堪重以消耗？恣用风药，则小便之少者，必至点滴全无；大便之干者，必至闭结不出；而药力上窜，灼及胸膈，犹有不可明言之患。至此时，卢扁亦为束手矣[8]。君必欲用风药，请更商之他人，吾绝不能违心立治也。其子唯唯，乃请予方，意似终不以为然，予疏方遂归。

阅月问之，已患膈噎，奄奄^[9]待毙矣。顾不知其自转至此耶，抑仍用风药以促之也？噫！固矣。

【校注】

［1］倩（qìng）人：请人，让人。倩，请。

［2］枯：庚午本为"竭"字，从抄本。

［3］年近周甲：甲指甲子纪年，一周甲为六十年。年近周甲，意即年近六十岁。

［4］拘：庚午本为"急"字，从抄本。

［5］竭：原文为"结"字，今改之。

［6］风痱：风痱是一种中风后遗症，又称作中风痱，类似偏枯。临床症状主要为肢体瘫痪，身无痛，或有意识障碍。以手足痿废而不收引，故名。《灵枢·热病》："痱之为病也，身无痛者，四肢不收，智乱不甚，其言微，知可治。"

［7］㖞僻：抄本为"涡僻"，从庚午本。㖞（wāi）僻，嘴歪不正。

［8］亦为束手矣：庚午本为"亦难为力矣"，从抄本。

［9］奄奄：原文为"厌厌"，今改之。

【评议】 治病必求其本，辨证必求其因。此案，患者年近六十而性嗜饮，已是阴亏之质，病又起于大失血之后，症属血亏无疑。而庸医仅据手足麻木不遂，头面动摇不止之现症，误为外感风邪之中风，妄用风药耗其阴血，而致病变丛生。孔氏据脉审证求因，条分缕析，详论病本在于阴亏，应禁用风药。但病家不以为然，以致病危待毙，岂不悲哉！孔氏立下此案，不仅为医家鉴，亦足为病家戒。示医者应详察病因，以求病本；教病家要遵医嘱，勿执己见。

议妇女经闭发热之治类记数则

经曰：二阳之病发心脾，有不得隐曲，女子不月。夫不月者，经闭也。二阳者，阳明也，胃之经也。病起于胃，发于心脾，而经因以闭，可知病源不在血分。有识者于此，可以得师矣。

案 一

姻戚李君某之室，病经闭发热，块结满腹，日服攻坚破块之药，病日以剧，饮食不进，形体肉削，殆将不起矣。予诊其脉，细涩无力，症系积血，无可疑者，幸脉来不数，犹尚可为。疏方用六君子合当归、芍药、红花、鳖甲、元胡、青皮与之，再进而饮食进，五剂而经血通，块减大半，余悉柔和。

乃翁喜曰：此病治经数月，三棱、莪术、大黄不能动，君之方，吾以为无益也，何神如是？

予曰：此非神，治法应尔，君自不察耳。夫人之气血，非坏然不动之物也。其留而为积，结而为块者，固经隧有阻碍之处，亦生息有不续之机。若使留者未结，生者已来，其冲激鼓荡，先有涣然冰消之势，安得如盂如拳，结聚满腹哉！然虽形症如此，亦非本来病势之自致，所以然者，积之始起，气滞而后血凝，及其久也，血凝而气复散。以气本属阳，性复善动，不能凝然长伏也，是所积者，离气之死血耳。夫天下有死血满腹，而人不即死者乎？夫又有抱病之人，形神俱羸[1]，犹能日生余血，渐盈渐结，充然满腹者乎？必不然矣。吾以理断此症，又复参之于脉，以其细涩无力，知有积亦不多[2]。所以坚大如此者，药致之耳。

夫久闭之血积，如瓦砾泥块然，非有新血滋润涤荡于其间，虽以正气领之亦不动，而欲以独行之药力劫之使下，必不得之数也。故大黄、莪术等物，频服未能破其血，余力先以伤其气。气为药逼，涣散无归，窜入积血之窟，复与败血相搏，则胶结固护，病乃石坚而铁硬，腹亦箕张而盆鼓矣。吾以活血理气之药，从容宣导，勿令气血再伤，而重借六君之中和，养其脾胃，胃气一复，饮食自进。由此而气有所生，血有所化，渐积渐充，渐通渐洽，而已结之滞气，自与正气相合，久积之死血，亦随新血以动。故攻之而愈坚者，夺其流通之源，其势逆也；导之而自下者，授以领载之资，其机顺也。逆其势者难为力，顺其机者易为功，凡事皆然，病亦如是，何神之有哉！李君称善，复求诊视。乃于煎剂外，疏丸药一方，服未尽而病瘥。次年，遂生子矣。

案 二

从妹适于郭，以病召予，适不获暇，阅月往视。

问其病，曰：连月以来，大患发热[3]，昼轻夜重，下身尤甚，腿足如蒸，左胁偏下有块，时觉䐜胀，饮食减少，腰腿无力。

诊其脉，不数不涩亦不和，右关微弦而劲。视所服方，则皆清热和血破滞之品。

予曰：此非发热症，何为遽[4]用此药？

妹夫争曰：现在发热，何言非也？左胁有块，非积血而何？吾家以此病死者二人矣。

予曰：君家死者，以不药死乎，抑用药不瘥而后死乎？

曰：用药多矣，皆以不瘥死。

予曰：用药不瘥，君知其死于病乎，死于药乎？使病皆如此，而日用骨蒸虚劳之治，鲜有不死者矣。吾为君言其故。

夫块有气积、血积、痰积、水积种种之不同，热有外感、内伤、阴虚、阳陷纷纷之各异。此症虽云有块，而脉来不涩，则不得指为血积矣。且血积之起，亦必有因，非经行不顺、经闭不通，则产后败血稽留之故。今吾妹产后年余无病，迩来方觉有块，其非败血可知。甥男方在食乳，冲任例不下通，其非经病可知，何所依据而必指块为血积乎？块非血积之块，热亦自非阴虚之热，其所以昼轻夜重者，脾胃有受伤之处，阳气下陷于阴中也。

夫脾胃之脉弦而劲，此非肝气乘脾，即是寒邪伤胃。脾胃伤而饮食减，中焦失健运之权，而下陷之阳气，随阴气而同时并动，此所以过午则热，入夜尤热，而腿足下体之热亦复倍重于上身也。此症久而失治，自当转于阴虚发热之一途，目下犹系阳陷之热，阴分未为甚虚也。曰：左胁之块，究系何物？

予曰：以脉觇之，则气病耳。脉来不和，气分未尝不郁，而又无停痰、积水、积血之脉，不属之气，则将何属？夫左为肝部，肝之气最不平者也，过怒则病，过燥则病，血不足以濡润则亦病。今脾胃受伤，饮食日减，气之输[5]于上者少，血之生于心者亦少矣。血少则肝不濡，燥气内动，结为硬块，肝之难调，往往如是。今但温中和胃，少加理气之药以治之，可必效也。清热养阴之物，不宜于虚寒之脾胃，用之何为？遂以补中益气汤，参用附子、桂心、芍药、白蔻、砂仁之属，增减调治，未及一月而瘳。

案　三

族剪桐公之女，予姊妹行也。病经闭发热，饮食不下，强进少许，亦苦不快，甚则噫醋吞酸，积有日也，肌肉因以大损。予时自滕曲阜，枉道过其居，为其兄病也。比至，族婶杜孺人呼令出见，并求诊视，为道其病甚详。问所服药，大都补益之品。

予诊视之，见六脉沉细欲绝，而右关隐隐犹带涩结之象。予曰：此为停滞积食病也，正在胃中，非泻不可。

杜孺人疑曰：积食病乎？何以发热？

予曰：内伤饮食，本应发热，而此症之热，非但饮食伤也。以脉觇之，久已病及阴分矣。夫胃中氤氲冲和之气，人之所以生也，气血津液，胥由此化。胃为食伤，本气先失其和，而饮食减少，谷精不继，又无以化气而生血，则血之亏有日矣。血亏则内无以养脏腑，中无以润筋脉[6]，外无以溉皮肤，风消[7]、息贲[8]、索泽、急挛等症，往往由此而起。发热，其先见者也，其又何疑？

曰：何以经闭？

予曰：此亦血亏为之也。经虽应月有常，实皆妇女有余之血。故血之旺者，或一月而再经；血不足，或数月而一经，非病也，实有余不足之分耳。不足之极，而后发热，热盛伤阴，血愈不足，荣身且苦弗给，岂复更有余血溢于冲任，入于胞宫，而下注为经水乎？

是其由来，亦胃伤食少之所致，标病也，非病之本。若系本病，则年来遏闭之经血，久以[9]结为癥瘕，而其热亦日增月盛，不知作何景象矣，容能至今日乎？杜孺人犹未释然。予曰：无疑也。由经病而发热，以致热盛经闭，而后渐不能食者，病在血分。由食少而经少，以致发热经闭，而益大不能食者，病在胃家。妹之病究属何先？

曰：是也。其始心腹疼闷，不思饮食，厌厌数月，诸症乃作。由今思之，必有停滞。然病久矣，向来皆补，敢议泻乎？泻或不支，将奈何？

予曰：向来皆补，何以至今犹病？可见补之失治也，何所惮而不敢泻？且补与泻亦顾其当否何如耳，原不拘乎病之久近。补不当而助热增滞，补反是泻。泻之当而邪退正复，泻即是补。故补而及于病者误矣，泻不及于病者失矣[10]。吾观妹肌肉虽不丰，而神色不败，行立如常，可以用泻，无庸疑者。若果泻而不支，再补抑又何妨？遂以积、术、香砂、大黄、橘皮等攻消之药服之。

一剂未泻，而胸膈顿宽，饮食大进矣。喜求再诊，脉亦顿起有神。连用数剂，泻下积滞一二升。视之，皆生李也，形色犹鲜，距食时已期年矣。自是，病遂如失，经亦自通。

案　四

姻妻王姓之女，出阁半载而经不至，发热食减，以为妊也。逾三月，经忽见，阅月复闭，热亦日盛，精神颓败。其母少寡，止此女，忧惧甚，求予诊视，并决病之吉凶。

予视其脉，寸大而尺小，往来不畅，两手皆然，曰：此气病也，勿忧勿躁，心宽则病减矣。

其母急问吉凶。

予曰：无关生死，有何吉凶之可说。

其母曰：发热经闭，妇女大症也。且日止一餐，餐止稀粥碗许，多则欲呕欲吐矣。倘病久不愈，可无恐乎？

予曰：病有标本，难以皮相。凡此诸症，俱非本病，更有急于此者，君家特未知耳。

其母惊[11]问何病，予曰：其胸膈闷否、膜否？常苦烦热闷闷不清否？

曰：是则然矣。

予曰：是其所以病也。夫人身之气，虽升降出入，周流无间，然清常居上，浊常居下，有三焦以为之部署，有脏腑以为之管领，必不混乱杂揉，合为一处。故经曰：清气在下，则生飧泄；浊气在上，则生䐜胀。清浊之不可倒置，犹高下之不可易位也。今脉来上大下小，而自关以上，浑然壅郁，则知下部浊阴之气，皆升腾而上填于胸膈矣。夫胸膈清阳之分，心肺之所居也。心为生血之主，肺为司气之官，浊阴填之，心肺俱病，财气之运者不运，而膜闷日亟；血之生者不生，而真阴日亏矣。此饮食不进，经闭发热诸症之所由来也。

虽然，此时此症，虽勉强饮食，阴血日生，亦不免于经闭而发热。所以然者，血与气相附而不相离者也。气顺则血亦顺，气逆则血亦逆。以此症之气壅上膈，若使内有余，非激而为吐为衄，则停而为瘕为结。吐衄则血从上逆，不复下注而为经。瘕结则血与气搏，益将郁闭而增热。故经闭发热之症，气病者，类皆不免。如此症之经闭发热，犹是血少阴亏之故，顺而常者也。其余诸症，更是标中之标，无足道者矣。匪气之急，而顾他症，此病何以能愈？

曰：由是言之，病本决在气分矣。顾气何以病，遂遽重如此？

予曰：此则非予[12]之所能知矣。以理论之，大约郁怒忧思之故。

夫情之为病，于气者六，而莫甚于怒，其次则忧思。经曰：怒则气上，谓肝气应心，怒则肝之气上奔也。思则气结，谓脾气应心，思则脾之气内结也。脾气结则不能食，肝气上则胸胁胀，参之此症，合乎否乎？且夫小女子之性情，好为不平者也，亦多不知自爱，偶遇拂情之事，则蕴怒蓄憾，隐而不言；遭非义之忤，则积忿萦思，势不复解。甚且私叹其生命之不时，甚且自废其饮食，直至郁结已成，且膜且胀且烦闷，则亦知为切身之灾，然而饮食已真不能下，而经闭发热等症，无不丛起而并见矣。此予所得于阅历，亦习闻而习见者，非真以为此症之起，亦如是也。毋抑小同大异，微有相类者乎？其母熟知女病，因积怒废食而得，大以予言为神，恳求坐治。予用理气药，而仍以和胃健脾之药主之，一剂大效，十余剂，诸症全瘳。

【校注】

［1］赢：庚午本为"赢"字，从抄本。

［2］多：庚午本为"少"字，从抄本。

［3］发热：抄本为"寒热"，从庚午本。

［4］遽（jù）：急，骤然。

［5］输：庚午本为"轮"字，从抄本。

［6］中无以润筋脉：抄本无此句，从庚午本。

［7］风消：古病名，出自《素问·阴阳别论》。由于思虑不遂、心神耗散所引起，症见发热，肌肉日见消瘦，妇人经闭、血溢，男子亡血、失精等。

［8］息贲：古病名，出自《内经》，为五积之一，属肺之积。症见气急上奔，右胁下有块如复杯状，发热恶寒，胸闷呕逆，咳吐脓血等，久病可发肺痈。

［9］以：抄本为"为"字，从庚午本。

［10］泻不及于病者失矣：庚午本为"泻而及于者失矣"，抄本为"泻不及于病失矣"，今改之。

［11］惊：庚午本为"讶"字，从抄本。

［12］予：庚午本为"子"字，从抄本。

【评议】 妇女经闭发热，其因有种种不同。本篇以"二阳之病发心脾，有不得隐曲，女子不月"立论，说明经闭发热主要是脾胃病所致。案一以其脉细涩无力，诊为气虚血瘀，用六君子汤加活血理气之药，治之而愈。案二以其脉弦而劲，知为肝气乘脾，以致脾虚下陷而经闭发热，治以补中益气汤而瘥。案三脉沉细欲绝，而右关涩结，知为积食停滞伤及脾胃，以致血虚经闭发热，故用攻消之药服之而瘥。案四脉来尺大寸小，乃是忧思伤脾，清阳不升，浊阴不降，以致经闭发热，治以理气健脾和胃之剂而瘳。四案经闭发热，皆不离于脾胃，故均用调理脾胃之法而获效。从各案中也可看出，孔氏尤精于脉诊，对脉理也多所发挥，值得认真学习。

议宋姓某脾胃病

有病者诣予求治，问其苦，弗能道也。问病几时，亦不自知。惟饮食不进，已近三月，精神忽忽，日以不给。现在周身内外，若无一非病者，而亦莫能言其状。

予曰：君有忧乎？

曰：无。

曰[1]：有何失意及求而未得者乎？

曰：无。

予曰：此必脾胃病也。

诊其脉，细微欲绝，无力无神。予曰：异哉！[2]观君神气虽弱，形体尚不甚瘦，何脉象至此？此病今日尚未可言治。姑用理中调气药，少和脾胃，两剂之后，再来诊视，可也。遂以六君子合香附、砂仁、当归、芍药、柴胡、升麻为剂，书方与之。

越日复来，脉遂变，六部俱起，惟右关涩滞，沉取尤甚。予曰：此真脾胃病，停滞也。今日可以治矣。书方仍用六君子合归、芍、大黄、枳实、槟榔、桃仁与之。

其人得方迟疑曰：先生以为停滞良是。予好昼寝，多在饭后，由此致积，或亦不免。但先生已见为积，何不竟用泻药？似此半补半泻，几时方可见功？

予曰：此非君所能知也。凡泻药之孤行者，非外感入里，热邪炽昌；则积滞初萌，元气未败。此时用泻，既无需乎补药之相济，而又有助热增滞之戒，故泻则直泻，不用参术，恐其夹杂牵制，取效反不灵捷也。若久病之人，正气已虚，平时未用攻伐，已自神弱气怯，行坐无力，骎骎乎有不可支之势，而更以孤行之泻药，伤其脾胃，有不困顿偃卧，衰而益衰者乎？然积聚在中，不泻又不能去。以可泻之病，值不可泻之人，遂不得不合补泻以并用，此古人之成法，其由来已久，非一日矣。

且夫积何由而起？本以脾胃之虚弱。若使胃能腐化，脾能消磨，即饮食偶尔失调，亦自有正气运动，不旋时而转动以去，积于何有哉！惟中气有不充之处，乃至停留而成积。而留积既成之后，又复阻碍而伤气，是以运化日迟，容纳日少，渐历日久，而饮食日以不进，正气几于无余，则周身内外，皆无所禀以为生息之机。而现之于脉症者，乃遂厌厌不振，无病亦如有病，有脉而几如无脉矣，犹堪急攻峻下，一往不顾乎哉？

夫攻积之药[3]，亦借人之胃气以行，非悍然无知之药力，遂能曲达病所，劫病以出者也。以君衰微之胃气，已不能变现于气口，才得两剂参术，微觉生机发动，而更以峻药蹙[4]之，真[5]气一伏，药力独行，其沉阴苦寒之性，自然直走下部，能复停留胃中，从容荡涤积聚哉？兹借六君子之甘温平和，一以缓泻药之剽峻，勿令伤及脾胃；一以壮脾胃之元气，勿令慑于苦寒。调剂得宜，则中焦生发之气，资药力以潜增，而泻药之入胃者，亦可以载以少停矣。直行峻下之药，得胃气以为载，而积聚在中者[6]，并可以借以相寻矣。势以相辅而有成，理以相反而得济。虽奏效不无少迟，而用法期于无过，此中方略，本应如此。不然，去病以全命也，急一日之效，用劫夺之药，倘病去而人亦不起，将舍命以殉病乎，抑捐生以试药乎？惑莫甚于此者矣。

其人唯唯，持方去。数日复来，曰：服药二剂，始服从不知觉，历一日夜，始下积滞一二升，黑色稠粘，亦不辨为何物矣。继服，腹中微疼，泻下积块垒垒，中带水团五六个，皮薄如纸，破之皆水，此生平所未闻也。连日以来，饮食倍进，精神健旺，不知尚有余积否？更求一诊。

予视其脉，往来有神，涩滞悉化。曰：脉似无病，但君初来时，微弱脉中，积滞何以不现，此亦未可定也。前方去大黄、桃仁，加山楂、神曲，再服数剂，有病可以尽下，无病亦不为害，此平稳之治，调理法也。

其人感谢，因问水在腹中，停留不下则恒有，何以遂有衣膜？其下也，历肠胃曲折，衣膜又何以不破？

予曰：曩[7]治赵某之病，亦有水团数个，与积俱下，其脉症亦类君，此恒有之事，未足为异也。

夫水性就下，其在人腹中，亦犹是。就下之性，可以不积者也。其积者，非结气为之吸聚，则滞气为之阻碍。水既留于一处，而未结未滞之气，日往来升降于其傍，乃遂结为衣膜，欲去无由矣。夫气岂为水用哉？惟胃中不息之天真，实人身自然之造化，血由此变，精由此生，津液由此酝酿，宁一如纸如胕之水囊不能结乎？造物无心而万汇成，亦此理也。喻嘉言先生曾言，积水必有澼囊，徒有言，理未悉，遂为庸医所笑，下士闻道固亦无足深怪也。至于下而不破，则亦胃中津液，肠中脂垢，如濡如膏，有滑润而无滞涩，遂得从容顺下，有何疑乎？其人欣欣然，得意而去。今不忆其名字矣，居濒湖沛人也。

【校注】

［1］曰：原文缺"曰"字，今加之。

［2］异哉。抄本无此二字，从庚午本。

［3］药：抄本为"病"字，从庚午本。

［4］蹙（cù）：作缩而不伸解。《孟子》"蹙额而相告"之"蹙"字既此义。此之大义字，主要说明：欲改积聚，须借人之胃气，以行的今明两剂参术，胃气微意生机发动，而更用峻药使胃气缩而不伸。

［5］真：庚午本为"直"字，从抄本。

［6］亦可以载以少停矣……而积聚在中者：此段抄本缺如，从庚午本补之。

［7］曩（nǎng）：以往，从前。

【评议】 虚实夹杂之症，必用攻补兼施之法。此案久病体虚而有积滞，先以补益之品合攻逐之药，既能壮已虚之脾胃，又能防泻药之苦寒峻利，积滞去而正气不伤。后则补消并用，去攻逐之药加消导之味，平稳调理而收全功。此久病缓治而治疗有序，处方用药而配伍巧妙。观仲景之枳术汤，洁古之枳术丸，东垣之失笑丸，参以此案，可知积滞病治疗之规律。至于攻下水团之事，孔氏虽详加解释，也难以服人，尚有待临床验证。

议张氏子脾胃病

张氏之子病，予适以事过其居，内戚也，遂来诊视。

问其病，曰：咳嗽发热，饮食减少，月余日矣。近复胁下膜胀，强食则益甚，兼之往来寒热，畏恶风寒，腰腿无力，精神日惫。

问：曾服何药？

曰：医二人，一以为外感，一以为阴虚，各主一说，是以未尝服药。

予诊其脉，举之似濡，按之似弱，中取微带弦象，而仅足四至。曰：此脾胃病也。言阴虚者近之，然病不在阴而在阳，其说亦属无当。为疏补中益气汤，加麦冬、芍药、砂仁、五味子与之。逾五日，返于其家，其病已全愈矣。

其西席李姓，予旧友也，既寝，从容谓予曰：君前日立方，予心殊不甚协。夫脾胃有病，止食少膜胀等症为近之，其如咳嗽发热何？然竟以此获愈，是所不解。

予曰：医家认病，正坐此弊，是以举手辄错。夫病有标本，脉有体象，即脉合症，求得其本，病乃可识。若见一证，即作一病，设一人而现百症，亦将以百病治之乎？更从何处着手，是真治丝而棼之矣。

夫此病之脉，浮之非濡而近于濡，气未甚衰也，而亦未尝非衰。沉之非弱而近于弱，血未大亏矣，而亦未尝不亏。究其病根，只在中候微弦之一脉。夫中为脾胃之分，而肝气乘之，不病脾胃而谁病乎？因以参之于症，饮食减少，脾胃之正病也。咳嗽发热，土病金衰而心火刑之也。因而胁下膜胀，全不制木，肝气横行也。因而强食辄膜，木来克土，脾病益[1]甚也。夫脾胃久病，气血何可复问？由是而知畏恶风寒为阳虚，由是而知精力颓惫为阴虚，由是而知往来寒热为阴阳相乘，即是阴阳并虚。非少阳外感之症，皆脾胃受病为之也。从此立治，即以专力养脾胃，而以余力益肺之气而清其热，养肝之阴而缓其燥，则饮食可以立进，而诸症自以渐平矣。若症症而为之治，几时可以奏功乎？

李君蹶然[2]而起，曰：君必语我，脾胃生病，共有几症？

予曰：有脾病，有胃病，有脾胃不足之症，有脾胃有余之症，脾胃病五脏六腑相因相乘之病，从何说起？更仆未可终也。

曰：有余何以为病？予曰：凡言不足，正不足也。凡言有余，邪有余也。胃实脾强，皆主邪说。

曰：吾知之矣。请言相因之病。

予曰：相因者，因脾胃之病而病也。因于有余者少，因于不足者多。只饮食减少一病，君试思之，其为累岂有穷哉？

夫人身虽有五液、七精、脑髓、精脉之纷殊，而大端不过气血。气血之原，皆出于谷精。谷精者，荣卫之所以生，气血之所以化也。谷入不多，则气之输于肺者少，而气以衰也。

其现症或惨沮而不乐，或洒淅而恶寒，或皮皱而肤燥，或溺少而色变，而音微息短之症，则其所必见者，是肺之因脾胃而病者也。且血之生于心者少，而血不充矣。其现病或心烦而心热，或口燥而舌干，或面赤而目黄，或神怯至语懒，而怔忡不寐之症，则其所必见者，是心之因脾胃而病者也。至于肝肾两脏，异体同源，其因脾胃而病者，大抵血少阴亏之故。夫肝本苦急，肾又恶燥，阴亏而肝不濡，其为病多有胁痛，口苦，寒热往来[3]，多呕，喜怒，溲淋，便难等症，而膜胀尤所不免。血少而肾失养，其为病多有腰痛腿酸，喜睡，善恐，喘喝，唾血，目眦[4]，心悬等症，而发热尤所必见。此非追溯其由来，亦似无关于中土，要其渐积所致，则又肝肾之因脾胃而病者矣。且夫理非一言所能尽，病岂一例所能齐。

约而言之，五脏皆受养于胃，母病而子失乳，未有脾胃病而诸脏不病者。其或以次相及，则由脾而肺当先病，土不能生金也。由肺而肾当次病，金不能生水也。水亏则木不荣，由肾而后病及于肝。木枯则火气无[5]，由肝而后病及于心。此五行之序，相因而见者，顾理则诚然，几见病之循循有渐如是哉？惟因脾胃而病，且继脾胃而不能不病者，则情势之固然，断断不免耳。

曰：其相乘之病何如？予曰：乘必因虚而致，未有有余而受乘者也。其变不可殚述，今姑举其大概。

脾胃病而心气乘之，必有烦渴躁扰之症，火亢土乃燥也。脾胃病而肺气乘之，必有痞闷闭塞之症，金寒土亦冷也。脾胃病而肾气乘之，必有壅肿痰涎之症，水泛土亦湿也。脾胃病而肝气乘之，则木来克土，是为贼邪，必至腹满膜胀，而饮食愈不能进矣。相乘之病，惟此为甚，是脾胃之大忌也。

李君骇曰：如是乎，现在此症，脉弦见于中部，而强食辄膜，君又谓是肝木克土，何以遂治遂愈，全不为害[6]？

予曰：其为弦也微，而两手皆然，未尝单见于右关，是肝气未离乎本宫，而脾胃之受克尚浅也。故食而膜，膜而犹食，未至作呕作泻。吾乘其症尚可为之时，急以参、术培其土，土旺则势不受克，并以归、芍养其肝，肝平则气不横行，此所以数剂而获全瘳也。若因仍失治，或治之失法，驯至脉有弦而无胃[7]，食到胃而急吐，虽有和缓，岂能起死人而肉白骨哉！

李君曰：甚哉！此道之难也，吾不敢复言症矣。君曷笔之，以告世之业医者？

予曰：予所言者，医之所习知也，不足为彼告，姑以告天下之不业医而言医者可矣。遂撮其略而录之。

【校注】

[1]益：抄本为"亦"字，从庚午本。

[2]蹶（juě）然：急遽貌，即很快的样子。

[3]寒热往来；庚午本为"热往寒来"，从抄本。

[4]晄（huāng）：目不明。

[5]火气无：庚午本为"火无气"，从抄本。

[6]全不为害：抄本无此四字，从庚午本。

[7]胃：抄本为"力"字，从庚午本。

【评议】见症欲识其病，治病欲求其本，必知脏腑之间的联系，否则，见一症则为一病，其治必不能愈。此案以张氏子脾胃病为例，说明脏腑之间相因相乘之病理，体现了中医的整体观念和辨证施治的特点。此理虽为医所习知，然其运用则难。如文中医二人，未尝不知此理，只是不善于用。此病辨证之关键，在于食少发热，强食胀甚，腰腿无力，是脾虚发热之明症。而孔氏尤精于脉诊，究其病根，只在中候微弦之一脉，点明是肝气乘之，从而选方用药，丝丝入扣，病乃遂治遂愈。

议徐姓某病

徐姓者，居湖滨，耕而且渔，勤劳作家人也。以病诣予，再至不遇，遂留弗去，居二日，予归，遂求诊。

予视其人，肌肉未脱，而咳嗽音哑，息短而喘。问病几日，厥症云何？

曰：自去岁八九月间，始觉咳嗽，不以为意。其后日重一日，益之发热，畏风恶寒。求医诊视，以为感冒，用发汗药，两剂不愈，反致破腹作泻，自此时泻时止，药亦未敢再用。入春以来，饮食渐不能进，腹中结聚一块，硬结膜疼，医亦不复立方矣。

予诊其脉，虚大无力，中部微有搏结之象，而未越五至。问：医云何症，遂不立方？

曰：医未说病名，但云破腹音哑，药不能治。其实腹不常破，止偶尔大泻一二次，然每逢泻后，咳嗽反觉减轻。

时表丈王公在座，予谓之曰：丈知之乎？此病又是医家误认。其始发热致泻，药中必有麻黄，近日不与立方，则以为阴虚，不可救也。

其人曰：然。去岁药中果有麻黄。

予曰：此即医之误也。去岁秋热太甚，金行火令，咳嗽者多，并非风寒感冒，乃肺金为时令之燥所伤也。其所以发热者，金病于上，气不下行，肾水绝生化之源，故孤阳内燔，蒸而为热也。畏风恶寒者，肺主皮毛，肺病而卫外之气不固，故不任风寒也。此时止宜清金养肺，数剂可以全愈，治不出此。而用麻黄，大热大燥之肺，岂堪益以热燥乎？肺热不支，奔注而下，移热于大肠，此所以破腹作泻，一泻而咳嗽反觉轻减也。然虽暂时轻减，病本依然未退，特值三冬寒水之令，势不加重尔。至春而肝木亭用事，木挟风火，又乏水润，其亢燥不平之气，乘时横行，乃益以重，肺家之燥，而如火益热矣。此所以音为之哑，息为之短，甚则气逆而为喘，甚则热结而成块，以至作疼作胀，饮食不进也。

夫饮食脾胃之事，非肺病之所及也。然肺燥而子不扶母，脾胃犹可自持，肝燥而木来乘土，饮食安能强进？此病若不急治，一交夏令，火旺刑金[1]，肝病未必见退，肺病因而益深矣。然此时言治，较前已大费手，前止清金，今当并益其水，以肝气方亢，非借水力[2]不能化刚为柔也。前止润肺，今当并养其脾，以肺金已萎，非借土气培养，不能变柔为刚也。吾为君立一方，必多服乃可。

王丈曰：养脾必用参、术，其阴不虚乎？

予曰：其阴安得不虚？然由阴分而病及阳分者，阳病终轻于阴；由阳分而病及阴分者，阴病终轻于阳。此病虽水亏肝燥，而病本终在肺家[3]。观其息短音哑，且喘且咳，肺经诸症俱急，而大肉未脱[4]，尤能步行二十里，来此就诊，若使阴亏已极，岂能徒步来去乎？且阴虚之不可为者，脉细且数也。此症脉来虚大，犹胜于细，未过五至，不可言数，其中部搏结之象，则肝经之燥气，结于胁腹也，皆非不治之症，何惮之有！特参术则宜斟酌，未可放胆大用耳。遂为书方，用地黄、芍药、当归、麦冬、黄芩、菊花、生甘草，而少加参、术，兼用陈皮以和之。嘱令十剂之后，再来易方。

其人归，服五剂，嗽止热退，饮食倍进，遂理旧业，不服药也。月余，其邻人王姓病，指令求予，兼寄一信云：病愈，不须易方也。然王姓为予言，其音尚未尽复云。

【校注】

[1]火旺刑金：亦称火盛刑金，有两个意思。一是火指肝火，与木火刑金同义。五行归类中，肝属木，肺属金。由于肝火过旺，耗灼肺阴所出现的病变。二是火指心火，或火热之邪，心火炽盛可耗伤肺阴，以及热邪炽盛，热郁于肺所出现的病变。文中即此意。

[2]力：抄本为"气"字，从庚午本。

[3]家：庚午本为"甲"字，从抄本。

[4]脱：庚午本为"削"字，从抄本。

【评议】治病贵在辨证准确，用药不误，而辨证当知天地人之理，用药亦应了解其性之动静寒热。此病本为秋燥过甚，伤及肺阴而致燥咳，而前医不察时令之变化，误为风寒，错用麻黄，以燥治燥，以致变症丛出。幸孔氏明察病因，详析病情，而用药恰如其分，才获良效。由此可知，作为医生，当注意气候之寒暖燥湿、过与不及，亦应熟知药物之性味。

议赵滕轩令媛病

亡友赵君之女，王姓妇也。患难产，其弟告予，予书脱花煎付之。逾时复来，言药不能下也，人事不醒，牙关已紧。

予往视之，入见此女，乃拥被在床，教人掖以坐，瞪目直视，不言亦不呻。索手为诊，两妪力牵不能出，盖卷抱胸前，如曲铁然。强擘一只诊之，脉紧而劲，不为指挠。曰：此中寒症也。屋中岂无火乎，何以至此？

一妪曰：前宵大风发屋，夫妻露卧至明[1]，此时受寒，亦未可知，然日间初未言病，过午腹痛，知为欲产，此晚胞浆已破，胎抵产门，许久不下。将用药催生，忽大寒战栗，浑身俱缩，胎复上冲心腹，人事一丝不省矣。所以抱扶使坐，恐放倒气绝矣。既气不绝，腿直不可复屈，将如胎何？

予曰：慎勿放例。遂出书方，用川芎、当归各一两，制附子六钱，陈皮六钱，肉桂、红花各三钱，令奔马急取。又令以葱二斤，煮沸汤，入罐中，覆以布，围以棉一人扶持置其怀，熏令汗出。又泡乌梅擦其牙。此药至煎成，身已得汗，手足渐软，牙关已开矣，遂灌以药。药尽，又令取前开脱花煎，重加肉桂，煎以俟。

妇弟曰：药已入腹，可保无虞乎？

予曰：难必。夫产至不顺，性命已不可测；寒中而入脏，生死尤不可知。况当临盆坐产之时，加以至险极凶之症，一药不愈，犹能俟更求治法乎？

盖胎至将产，败血随之而下，新血因之而动，此骨节开张，脉络交驰时也，猝遇暴寒逼迫，大战大缩，气逆而上，骨肉凝重之胎，已被提入心胸，其散行离经之血，有不冲入脏腑，贯入胸膈者乎？此症不言不呻，人事不省，正是血入心包，汩乱神明之故。若止寒邪为害，在外则肢体强劲，在内则心腹大疼而已，不能如是昏闷也。惟寒胜而气为之厥，气厥而血从之逆，乃于痛苦至急之顷，现此知觉全无之象。若更历一时不解，寒凝血结，不可问矣。现在肢体柔和，牙关自开，乃外治之效[2]，内病尚未可知。且胎之下者已上，生理之自然者已乱矣。即令更转而下，而人之困也已甚，生气之不绝者微矣。倘因产而脱，谁续其生？既幸而不脱，而逆行上窜之血，犹恐稽留不下。若产后败血不见，或见而不顺，肿胀瞀乱诸症，顷刻并起，险矣！汝曷入验其舌，若舌色不青，胎犹未死，是犹险中一善机也。

言未已，有妪出，问：胎抵小腹，又将下矣，预备之药用否？

予令急服。服后不久，而胎下女也，竟犹未死。而病人则昏然，人事犹未醒也。

天将曙，问：病人稍醒否？

曰：能言能动，尚不识人，败血亦如常顺下。

予诊之，见脉紧悉化，别无恶候，为书理气活血之方，嘱令续服，遂归。

附脱花煎方：牛膝二钱，车前二钱，红花二钱，当归八钱，川芎三钱，肉桂二钱，酒一盅，引热服。

若死胎不下，加朴硝三五钱，即下。

【校注】

[1] 至：庚午本为"直"字，从抄本。

[2] 效：庚午本为"力"字，从抄本。

【评议】此案临产而中寒，人事不省，牙关紧闭，胎儿上冲心腹，真是至险极凶之症，极速至急之病。孔氏临危不惧，急则治其标，熏其身，擦其牙，待牙关已开，再饮以药治其本，又以脱花煎治疗难产，胎下，复以理气活血之方善后。其明察秋毫，施治井然，一宿救母女二人。读此案，便可知中医在治疗急症方面也积累了丰富的经验，值得认真发掘，并加以整理提高。

议堂伯父近仁公病

堂伯父近仁公，资禀素壮，精神强健，偶因心绪不佳，饮食渐减，语复而善忘。然家事未尝不自理，亲族有事，乘轿[1]往来，远近无废也，时年八十九矣。一日饭后，偶赴闲院小憩，遂兀坐不能起，家人逼视[2]，目则直，口则噤矣。急掖入室，飞足走告于予。

予奔至，则犹兀坐床上，四肢俱凉，不伸不屈亦不动，见人似视而不能言。执手诊之，脉浮而劲，微带涩象，掐以指，亦绝不觉。予曰：风寒两中病也，急药勿需时。遂书附子、干姜、麻黄、桂枝、党参、黄芪、当归、川芎、陈皮、半夏、炙甘草，发人急取，而令家中备药铫炉火以俟。

时病起仓猝，族中皆未知，惟萼亭兄与中选兄在。中选即伯父子，重听而性执，但急后事。萼亭则伯父之胞侄也，问予曰：尚可治否？予曰：尽在一药再药，期之今夕。今夕不愈，虽不即危，瘫痪亦所不免矣。

夫脉浮为风，劲为寒，浮劲而涩者，饮食在胃，适触风寒之邪，迫聚中脘，而不能下也。夫以九十岁之大年，风寒外伤，营卫之道路俱闭，饮食内结，升降之关窍不通，宜乎颓然昏冥，一倒而不复支持。顾犹兀坐不仆，如扶掖然，此得天之优，盖有砥柱于肾命之中，根深蒂固，决不轻易就靡者。以此觇症，不当与寻常高年并论也。

且夫风寒之中人也，轻则口眼㖞斜，肢体痹缓[3]，重则唇缓涎出，神昏不语。此已神昏不语，而无唇缓涎出之症，风入于脏而势未张也。寒之中人也，内则胸痛胁胀，心腹绞痛；外则肢寒口噤，筋脉急挛。此已肢寒口噤，而无筋脉急挛之症，寒中于经而邪未聚也。

夫其所以未张未聚者，何也？有肾命之真元，有新生之谷气。谷气者，正气也。正气方达于外，风寒遽入于中，邪正相搏，正既苦于不胜，邪亦未能遽炽，再逾数时，谷气已衰，肾气不能独支，则弛然就卧。而风寒之侨寓于中者，乃蹈虚抵隙，沛乎四敔而不可御矣。夫驱病如驱贼，乘其未炽之时，速以药力驱之，始入之客邪，尚在游移而未定，将溃之正气，加以补导而自生，携正气以助药力，区区无根之风寒，有不散归乌有者乎！特患疑畏不决，进药太迟，延缓时日，则难为耳。曰：适言饮食迫聚，关窍不通，何处又有谷气？

予曰：已受风寒之后，有质之饮食，未免迫聚于中脘。未受风寒以前，无形之谷气，早已散布于各经。经曰：食气入胃，散精于肝，淫气于筋。又曰：食气入胃，浊气归心，淫精于脉。又曰：饮食入胃，游溢精气，上输于脾，脾气散精，上归于肺。故胃气不息者也，入者自入，散者自散。自始饮始食，以至饱而起，起而行，而气之升腾于内外者已多矣。试观肥弱易汗之人，一饭未毕，汗已周身，即其验也。言次，药至，煎已进一剂，微汗，遂霍然愈。

其后姻戚张亦受此病，数日始延予，比至视之，瘫矣。用药虽至数剂，亦竟无益。故凡风寒暴中之病，皆当及时急治，否则难为也。

【校注】

［1］轿：庚午本为"骑"字，从抄本。

［2］逼视：靠近细看。

［3］軃（duǒ）缓：下垂弛缓状。軃，下垂。

【评议】外感风寒之邪，实证也。年老食减之质，体虚也。饭后之时，阳消阴长，更易感风寒。案中近仁公虽体素健壮，亦犹如百年老树，貌似强大而根蒂腐朽，卒遇风寒则不能支，故其得病急骤。就其体质脉症而言，虽为风寒两感，终因正气虚弱，实属阳虚外感之证。治宜助阳解表，仿再造散之意，用姜附助其阳，参芪补其气，归芎和其血，陈皮半夏健其脾，麻桂去其风寒，炙甘草调和诸药，扶正祛邪，病霍然而愈。孔氏又云：此症治当及时，否则难为也，也是治疗此类病的经验之谈。

议从兄茂亭病

从兄茂亭，外实而内虚，尝[1]得风病，口鼻㖞僻[2]，愈矣，而语卒艰涩。《金匮》所谓风络舌本，舌强口难言也。四月八日，乡之西岗村，例有香火会，农器牛马，诸物皆萃。从兄往市，归而即病。越日病甚，人事不省，从侄广伸走告于予。

予适不暇，命弟辉照往视。次日予往，则向藜弟亦在焉。问症何如？

曰：寒症也。药用桂、附，已服二剂，病势殊无加减。适又取到一剂，煎成犹未服也。

予入视之，见脉仅三至，沉细无力，身亦微温不热，昏睡沉沉，手足皆不动移，谓向藜曰：脉症俱现少阴，的系虚寒。何以两剂桂附，全无起色，药岂未入腹乎？

吾与弟亲饮之，勿托家人手也。遂令广伸扶之起坐，予取水润其口。方将进药，适见其口内燥甚，以指摸其舌，干如树皮，芒刺森然。

予急取药汁尽倾之，谓向黎曰：大误矣。此火证也，津液枯极，再用桂、附，则绝矣。遂疏清火生津之药，而黄芩、麦冬、花粉，各至两许，令人急取。

向藜骇惧，移时始曰：阳极似阴，症则有之，然脉不至如是之迟，迟亦不至如是之无力，此病何以至是？

予曰：正不可解。然由今观之，沉昏不醒，正是火迷。舌干有刺，确系津枯。二症最真，余症皆假矣。岂脉亦有假乎？复召广伸细问之，始知从兄在会之时，大食角黍、馄饨汤饼，至无算。归而病，犹食汤饼二大碗。次早病甚，犹食一碗有余，至夕昏然无觉，乃不复食耳。

甚哉！人既健饭，何遂如是？乃知其脉与症之所以至此之故矣。

夫病者，偏阴偏阳之气。脉者，气之先声也。偏阴则寒，偏阳则热。热则现洪大浮数之脉，寒则有弦细沉迟之脉[3]，此察病之大概也。然病之始发也，其气甚微，寒与热，人尚不觉。而胃中天真之气，独能潜通默喻于其间。故偏阳则能食，偏阴则不能食，此亦病势之自然，不易之定理也。

此病在会之时，即是发病之日。而能大食多食，可知病偏于阳，明是热证。徒以寒湿重滞之物杂投并进，反将病气闭入胃中，两相搏结，病气不能外宣，食物不能内化，而自然之胃气，亦遂坐受其阻遏，不复上达于寸口矣。此所以肌表既不大热，脉来亦甚迟细也。然惟肌表不热，而在中之热难测矣。何也？既已感邪，不能不病。同一病也，散布于一身而诸经分受其邪，其为害也犹浅；尽聚于胃中而一区独受其病，其为热也弥深。现在舌干欲裂，神昏不语，胃家之热已蒸然溢入心脾。而未化之食物，其多可以滞病，其气亦不能不助热。病为食滞，反益其热。不急泻去其食，热可清乎？特恐结块巨硬，势不能出，姑先润之，至时犹费区画耳。

药至，遂煎[4]以进。服下，脉少起，四至矣。再剂，又起，五至矣。比及三剂，六脉洪数，浑身大热，而人事亦大清醒矣。乃少减芩、栀，多用归、芍、麻仁、杏仁、郁李仁之属，养阴润肠。凡四日，频频见[5]汗，表热尽解，遂入硝、黄以泻之，而予令广伸备导法以俟。比粪至肛门，果不能下，以法出之，结块盈盆，病乃全愈。

【校注】

[1] 尝：庚午本为"常"字，从抄本。

[2] 喎（wāi）僻：嘴歪不正。

[3] 脉：庚午本为"诊"字，从抄本。

[4] 煎：庚午本为"并"字，从抄本。

[5] 见：庚午本为"则"字，从抄本。

【评议】辨证难，尤以辨寒热真假最难。此症阳极似阴，真热假寒。始以脉迟身温，误为虚寒，而用药不效，后摸其舌，"干如树皮，芒刺森然"，遂舍脉从舌，诊为实热，改弦易辙而获全功。由此而言，舌诊是辨证之关键。而详询其病因，细审其形证，权衡其病情，方能辨别其真假。此案若不是亲自给病人饮药，观其口舌，得其本质，怎能痊愈？仅凭表面之假象，以热治热，命则危矣。为医者，能不慎乎！

议表侄吕殿甫病

表兄吕瑞甫之子殿甫，庠生也。勤于持家，诸事躬亲，方在营建，而学使按临，迫于试期，急急往试[1]，试毕急返。形神俱躁，又因解衣纳凉，触冒风寒，

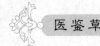

遂发热。始而烦闷，继而发狂，越日病甚，奔走呼号，妄言骂詈，亲疏不识矣。于是，见者皆曰痰必急开，或曰火宜速清。

予视其脉，数而且大，两寸尤甚，谓表兄曰：此症火与痰俱，诚如人言。然犹有风寒之邪，郁闭在表。不解其表而攻其里，无论里证不退，即退，而表邪入里，其变不可胜言矣。

大抵此症表里俱急，法当内外兼治，治外之法，不过辛凉解散，疏去风寒，勿令内陷而已。治内之法，虽云开痰降火，然如世俗之大开大泻，峻燥兼投，则不可也。经曰：重阴则癫，重阳则狂。又曰：阴不胜其阳，则脉流薄疾，病乃狂。

夫狂虽阳病，亦必阴先受伤，一水不胜五火，其亢燥拂郁之气，尽升腾而聚于胸中，乃至颠倒心志，汩乱神明，一发而莫可御耳。开痰泻火之药，可以治病，而无益于阴，岂但无益，抑又伤之矣，何也？痰亦阴也，壮火灼液乃成痰，开痰之药，必先夺液，液随痰去，阴分安得不伤？已伤而复伤之，则衰残之微阴，愈不能合壮阳而济其亢，病之已也，无日矣。世俗凡遇此症，无非泻火开痰，而往往不愈者，皆于此道未讲也。且此病之始起也，由于躁急太甚与行远过速。躁急太甚，则心包之火动，而阴伤于上矣。行远过速，则阳气内伐于肾，而阴伤于下矣。上下之阴俱伤，即不遇外邪，亦恐不免于病，而适当壮火之方炽，加以风寒之两感，腠理固密，阳气不宣，内热欲出而无门，表邪反逼而内就，其蒸腾瞀闷，苦极无奈之情，虽欲不狂得乎？目下最急要者，止在表解得汗，腠理一通，内热自减，昏乱躁扰之形，亦必少就宁贴。然后重用养阴之药，合之开痰泻火之品，痰清火退，而阴液并复，乃可徐徐求愈。如诸世俗劫夺之法，未见其可也。

表兄唯唯，予乃遵法治之。三剂而表病解，人事少清；五剂而内症退，人事大清；十余剂后，阴平阳和，病全愈矣。通计前后所用之药，葛根、薄荷、花粉、麦冬、黄芩、栀子、生地、杭芍、丹皮、郁金、栝楼、枳实、橘红、川贝母而已，大黄间用一二次，其余金石峻燥之品，未尝分毫入口也。

【校注】

[1] 试：抄本为"视"字，从庚午本。

【评议】开痰泻火，治狂之大法，也是一般规律，但具体病情，又应具体分析，不可概而论之。此案虽然也有心火妄动，但阴亏较甚，而又外感风寒，实属虚实夹杂，表里俱病。治疗的关键，在于使里热达表外出，故当先解表，然后重用养阴之药，合以开痰泻火之品；使阴复痰清火退，病乃痊愈。孔氏不拘常规，另辟蹊径，辨证论治，高人一筹。

议甄绪楚夫人温病及其女与女婢同时温病

姻戚甄绪楚，知医者也。乃室病温，里热方盛，经事适至，数日而狂，越日狂甚。医以承气汤泻之，大下积粪垒垒，狂不减。更用导痰散，吐痰数升，仍不减，乃延予。

予时客于沂，重山间隔，相距百数十里，四日乃至。比至，其病已半月余矣，狂势稍退，而妄言不休，哭笑无时。予细询其始末病情，入诊其脉，曰：此热入血室也。无伤于命，而不能骤痊，俟经事再行则愈矣。然目下脉来虚大而数，阴气已亏，而邪热犹盛，非清热养阴不可。

绪楚曰：前亦疑为此症，自吐下后，曾用小柴胡汤二剂，以病未大减，又其所现之症与方书不尽相符，是以仍归[1]迷途。君何以确知为此症？

予曰：以君之言，于发病之次日而经事至。于经尽之次日而狂兆现，不属之此症，复何属？至于病形所著，古书原自不同。有云胸胁下满，如结胸状，谵语者；有云寒热往来，发作有时，如疟者；有云昼日明了，夜则谵语，如见鬼状者。

此症胁胀胸满，心下痞硬，下迄脐腹，按之则疼，是血室之邪，随冲脉而上下，已与阳明之经气相搏，则如结胸状一症备之矣。多言不休，或道亡人，疑神疑鬼，忽哭忽笑，是血室之邪，随包络而上攻，正与心主之神明相持，则谵语如见鬼状二症备之矣。忽而身热，忽而身凉，虽无缩作之形，已有寒热之迹，亦血室之邪，内轶于厥阴，外现于少阳，则如疟一症，又备之矣。具一症者，古人已知为血室之症，今诸症具备，而又有凿然不诬之病因，容可舍血室而别寻歧径乎？

夫其异于古所云者，古人止言谵语见鬼，而此症妄言骂詈[2]，甚至于手口伤人。古人明云昼轻夜重，而此则轻重无时，甚或昼甚于夜。以此为疑，不为无见。不知此症未病之先，本有积怒，肝经之气横矣。已病之后，火未大清，阳明之热盛矣。两者俱属阳邪，而与血室之热错杂并见，是以谵妄，进而为狂，白日或重于夜，是其所以不同者，兼此二症之故，非血室之病未确也。今但养阴清热，则肝气可以渐平，阳明不至燔灼矣。惟血室之病，深在胞宫，复壁重垣，攻之不易，非借经水涤荡，几于无路可出，此古人之所以又有勿犯胃气及上二焦之说。

盖必经事再行，热乃随势以去也。不俟经期，而望其旦夕之就愈也，难矣。

曰：症诚如是，亦有显然可据之脉乎？

予曰：以予所见，有脉来弦细而涩者，是经未尽而热入，热与血搏，合同为病者也。有脉浮盛而数者，是血已尽而热入，乘虚四扰，热独为病者也。此症之脉虚大而数，已形阴虚之候，不见血结之诊，正是经已尽而始入者。要之循名核实，仍当以症为断。古人于此未尝明著何脉，不宜凭臆妄决也。

曰：现在心下硬痛，牵及右股，按之而痛愈甚，其势如抽，何也？

予曰：血室者，冲脉之汇。冲与阳明，合于[3]胸前。而阳明之脉，下乳挟脐，过气街，行股前廉者也。血室之热充[4]溢于冲，入于阳明，大经小络，无非热邪弥漫。按其上，而下之鼓胀愈急，一脉之引，呼吸相通故也。绪楚唯唯。予乃以小柴胡汤，合清热养阴之品治之，数日热势大退，饮食渐进，谵妄之形全无，惟语言尚多而已。

方在调理时，其女亦病，无何，而其婢又病。其女为孙缄三子妇，以母病归侍汤药，未免过劳，一病遂剧。诊其脉沉细短数，而身热头痛，口燥咽干，兼以烦满。

予曰：此病极似两感，其实发于少阴，古人所谓伏气[5]也。当以少阴立治，导以热邪，从小便泻去，升散解表之药，一毫不可用。若用之，则热邪随药上升，非肿结于咽喉，即血溢于口鼻，甚则气逆喘促，呼吸存亡，危在旦夕矣。转观其婢，脉症悉与主同，遂皆用清热利小便之品，甫一剂，而经事皆至。

绪楚大烦曰：现在一热入血室症，辗转二十余日，尚未全瘳，倘此二症复然，一家鼎沸矣。奈何？

予曰：急治勿需时，比经尽，热亦可平，料亦不至轶入血室矣。且血室即有微热，而无他经之热合势交蒸，为害亦不重。惟症发少阴，势非一汗所能解，此处未免费手耳。乃重剂急服，婢先愈，主次之，二病皆全。而前症犹未尽解，直至经行，病乃霍然。

【校注】

[1] 归：庚午本为"旧"字，从抄本。

[2] 詈（lì）：骂，责骂。

[3] 于：庚午本为"与"字，从抄本。

[4] 充：庚午本无此字，抄本为"冲"字，今改之。

[5] 伏气：指病邪潜伏体内，经过相当时间才发作的病证。郁热内发，最易伤阴。病变部位有深有浅，有发于少阳、阳明、少阴和厥阴的不同。邪郁越深，病情越重。发病时由里达表，病程常缠绵多变。

【评议】中医既要辨证也要辨病，无论辨证和辨病，其中皆有关键处。此案甄绪楚夫人之病，诊断要点在于发病之时，经事适至，以致热入血室，出现诸症。其治当以热入血室为主，用小柴胡汤。然脉虚大而数，热盛阴虚，治疗亦应兼顾，故合以清热养阴之品。孔氏抓住关键，辨病施治，又脉症合参，选方用药，体现了辨症和辨病相结合的特点。后治其女及女婢病，又说明病的发展虽有一定之规，若及时治疗，也能防其传变

议伤寒温热两感之治并附治验数则

经曰：人之伤于寒也，则病为热，热虽甚不死；其两感于寒而病者，必不免于死。又曰：两感于寒者，病一日则巨[1]阳与少阴俱病，则[2]头痛口干而烦满；二日则阳明与太阴俱病，则[3]腹满身热，不欲食谵语；三日则少阳与厥阴俱病，则[4]耳聋囊缩而厥，水浆不入，不知人，六日死。两感之载于经也如此，洵可畏哉！

然有元·张洁古制大羌活汤以治两感，是虽经言必死，古人未尝不治。所以然者，其为病，非感而遂死者也。自始病以至于死，犹须六日，则此六日之内，良药重剂频投不已，料所赖以全活者，亦不少矣。惟医家畏避不治，病家服药延缓，三日之后，脏腑不通，荣卫不行，虽有良药，不能下咽；即下咽，而药力不能独行，则万难为矣。予生平频经此症，大抵始病一日而治者，十全八九；二日而治者，十全五六；三日而治者，十全一二而已。三日以外，人事一毫不省，昏然直如死人，治亦无益也。

从兄云柯，戊午之冬，病两感。始病而予适至，其脉不浮不沉，现于中部，数而且疾，重按全无，阴亏邪盛之症也。其状头痛身热，忽睡忽醒，午静午烦，时或自笑，目涩难开，太阳与少阴同病也。知其可治，而恐其惮于服药，缓不及事，故谓之曰：不可为也，速备后事。一家大哭，恳求拯救。

予曰：若治，须以七八两之重剂，一夜服尽两剂，明日改方，再定生死。遂重用生地、白芍、当归、阿胶养阴之品，而以苦寒清其热，辛凉解其表，两剂而病退十之八九。次日，改用甘寒，疏荡余邪。谓之曰：可保得生无虞矣。其药遂不复服，绵延十余日乃愈。设当发病之始，语可以治，则前二剂必畏其重，而不敢服，服亦缓而不肯急，迁延犹豫之间，热邪愈盛，真阴愈衰，不旋踵而神明昏乱，经络闭塞，药入无用矣，尚望愈乎！

丁未季冬朔八日[5]，予冒大风甚寒，赴召于姻戚家。其病为产后伤寒，表里同病，头痛脊强，腹疼欲绝。急治之，自夕至夜，连与重剂二，彼病全解，而予则病矣。为症头痛身疼，畏寒已甚，合眼则寝，梦则谵语，六脉沉细而紧。姻戚劝速药，予曰：药须用，在此则不可。吾病寒邪重，外伤太阳，内中少阴，两感症也，非麻黄附子不为功。服此之后，必须谨避风寒，在此岂能两便，速送吾归可也。

曰：君方谵语，附子乌可用？

予曰：此非君所知也。病至两感，太阳之寒自外而内侵，少阴之寒自下而上攻，反将身中自有之阳气，逼入胃腑，拥入心包，所以时而昏睡，时而谵语。是此时之谵语，乃阳气之郁闭为之，非阳明之邪热为之也。解去表里之寒，阳气一舒，谵语自止矣。但须及今即用，再愈两日，吾病昏沉，他人敢投此药乎？遂闭车门，驰而归。急取麻黄附子细辛汤，一剂而瘥，再剂而痊愈。

其余两感之治，亦多类此。大约伤于寒而为寒，则酌加参、姜、桂、附；伤于寒而为热，则重用归、芍、地黄。所以然者，虚邪不能独伤人，必因身形之虚，而后客之。一日之感，由太阳遂入少阴，此固外邪之难防，亦实内守之先弱。惟阴虚于内，身中已有热征，而外邪之抵隙而来者，乃悉从阳化，顷刻而表里俱热。阳虚于中，坎宫[6]亏其真火，而表寒之循俞而入者，乃肆行凌虐，俄顷而内外皆寒。

夫阴虚而益以邪热，阴愈亏矣，不补其水，即苦寒并用，何以为化汗之资？阳虚而固以外寒，阳愈微矣，不益其火，即辛甘杂投，何以壮酿汗之用[7]，故治此之法，培本急于祛邪。阳邪酷烈，则顾其阴；阴邪惨冱[8]，则顾其阳。拯衰救微，其大较也。二日、三日之治，皆不逾此。此予所屡试而得效者，固理势之自然，亦古人之成法，非创获也。谨志其略，聊以见两感之症，非不可治，而尤不可不及时而急治云尔。

【校注】

[1]巨：庚午本为"太"，今据《内经》改之。

[2][3][4]则，庚午本"则"字前有"其现症"三字，今据《内经》删之。

[5]季冬朔八日：旧历十二月初八日。

[6]坎宫：指肾脏。

[7]用：抄本为"资"字，从庚午本。

[8]惨冱（hù）：形容阴寒之甚。

【评议】两感之症，重病也，经之言甚详。而孔氏不拘于此，总结自己的临症经验，详论其治法。大抵以麻黄附子细辛汤为主，寒则加参、姜、桂、附，热则加归、芍、地黄，足以补前人之缺。案中，又注重人情世故，这也是临症时必须注意的事项，否则，病也不易愈。

议赵仁趾夫人暴崩失血病

赵仁趾夫人，年四十余。暴崩失血，三日不止，呼救于予。予问其因，虚耶？劳耶？气耶？火耶？其有所伤而损耶？

赵君曰：损则无，其余数者似皆有之，难以确指也。

问：何不早治？

曰：医欲用十灰散[1]以未得棕，尚在寻觅。

予曰：固哉！灰虽有十，迫急之时，得一则用一，得二则用二，至十备其九，亦云全矣。乌有因一味不备，而令人忍死以待者。此无他，殆恐服不效，而又别无他法，故为此藏拙之计耳。目下病势何如？

曰：现在时下时止。其下也，周身经络处处作响，自四肢宛转而内，渐达于胸膈，渐下于胁腹，渐及于脐下，则血大下矣。下已，周身又响。

予曰：此脏腑血尽，转而挹之外体，外体又尽，转而挹之四肢，至四肢之血尽，则更无余矣。此时必心热烦躁，气逆而喘，头面一阵大汗，阳从上脱，不可复挽矣。及其未脱也，当重用养阴敛气之药，但资十灰无益也。十灰仅能止血，不能复阴，阴已将尽，无以续之，则危矣。

归与医商，时不可缓。赵君急归，则医已潜踪去矣。于是，飞舆延予。予至，则病人头汗津津，心中烦热，兼之呕逆，势危甚。入诊其脉，浮[2]数无根，谓赵君曰：此惟人参可救，乡僻安从得此？重用党参，合诸养阴之品，可也。乃用党参、生地、白芍各一两，麦冬、萸肉、黄芩、元参各六钱，阿胶四钱，石斛五钱，五味子钱半，煎汤二升，加十灰散二钱服之。

服后稍寝，头汗渐止，呕逆不作，复以稀粥服之，遂熟睡。次日，更进一剂，连啜稀粥数次，心中始不复热，脉之浮者渐沉，数者渐退矣。乃少减前药，去萸肉、黄芩，加山药、芡实，嘱令日进一剂，而续续分服，必与稀粥更迭间进。

赵君请问其故，予曰：君不知乎？食以养阳。夫阴阳互根者也，大失血后，固属阴亏，然血去而气亦随之，阳亦几于无余矣。此症重用阴药以养阴，即当并用阳药以养阳。养阴之味，地黄、芍药之属，足以胜任矣。养阳之味，止一薄劣无力之党参，其堪恃乎？舍党参而他求，性味又不相宜，不得已借资于粥，不过奏功稍缓，其实为用无弊。所以然者，粥之气味，粹然精醇，易食易消[3]，能升能降，与胃中清和之气最相得者也。胃有谷力，正气不馁，药之入于胃中者，各自从容散布于各经。是参力不及之处，而谷精以为之续，则阳生阴化，血之复也可望矣。

曰：古人养血，皆用四物，兹何以不用芎、归？又去萸肉、黄芩，而用山药、芡实，何也？

予曰：芎、归诚能养血，然性动而气温，其行之阴也，滞者可使之流，静者能使之动。夫惟阴血不静，乃至崩而大下，又可以流走窜动之品，助其动而引之下乎？去萸肉者，已有芍药，恐酸敛之太过也。去黄芩者，已有元参，恐苦寒之伤胃也。用山药、芡实，正与用党参、稀粥同义。然党参合稀粥，生发胃气，宣通之意多，恐阴药之滞腻不行也。山药合芡实，填补胃气，固涩之意多，恐阴药之沉滑作泻也。夫病至危迫之时，治法亦极为逼仄，岂一意孤行，遂能安全无弊乎哉？赵君称善。

予将归，复嘱之曰：此病全在保养，慎勿妄动，起坐行立即能，亦勿遽耳[4]目下血止不下，仅有得生之意而已，可保无虞则未也。更历一载不犯，则气血重固，乃更生之日矣。复指其幼子曰：当为此子，善觑[5]其母。盖赵君之于室家，多有不甚平处，故因以规之云。

【校注】

[1] 十灰散：出自《十药神书》。由大蓟、小蓟、荷叶、侧柏叶、白茅根、茜草根、栀子、大黄、牡丹皮、棕榈皮等十药组成，烧灰存性，主治血热所致的呕血、吐血、便血、尿血等出血症。

[2] 浮：庚午本为"净"字，从抄本。

[3] 易食易消：抄本为"易食消化"，从庚午本。

[4] 起坐行立即能，亦勿遽耳：抄本为"起坐行亦可，但勿遽耳"，从庚午本。

[5] 善觑（qù）：仔细照顾。

【评议】医者据病处方，病者据方服药，本应如此，但药尚不全，也不可忍死以待。孔氏案中即示人以活法。此案暴崩失血，因失治而致阴尽阳脱，他医潜踪，孔氏赴救，以补气生津敛阴之药，佐以止血之品治之，使其转危为安；后又借资于粥，用阴阳并补之法，病获痊愈。其用粥养胃气以助参力，易求易得，既有利于病情，又减轻病家负担，更值得推广。案中论述药物的加减应用，也是精华所在，细心读之，对临床辨证用药定有裨益。

议诸积血吐血泻血之治类记数则

张姓之妇，病温月余。病解热退，而腹疼大作，大便全下血块，小便滴沥不顺，兼之喘满膜胀，一日之中，昏愦时多，少醒则呼痛求死而已。其脉右三部浮迟而劲，得革象；左三部沉迟而涩，现结征。

问：曾饮冷否？

曰：前病时，日夜尽饮冷茶。

予曰：是矣。温热之病未有不伤血者，血伤于内，遇冷则凝，久而阻碍经络，闭塞气道，升降出入之机不顺，则喘满之症作矣。腹疼者，气欲行而血闭之，冲激鼓荡而致此也。愈冲而其闭愈坚，愈坚而其冲愈疼，血不得开，肺气不得下降，小便失其化源，安得复利？犹大便未闭，死血稍有出路，然所下者，肠胃之血耳。冲任厥少二阴之血，终须自小便出，此非小便大利，则血不开，气不降，膜胀喘满之症，终无已时也。遂书桂、附、参、苓、泽泻、木通，合桃仁承气汤与之。

戚友以为峻，曰：人将死矣，可任大黄乎？

曰：不如此，终不免于死，等死也，与其不药而死，何如服药而死？况服药之未必死乎！

遂令急服。其日，下死血一二升，腹疼稍止，人事顿清。次日又疼，依然昏愦矣。诊其脉，沉涩浮劲[1]如前，而迟象悉变。乃即前方去桂、附，加香附、元胡与之，仍不愈，更与开窍之药，一服大效，再服全愈。愈后，下死血无算，大小便俱利，更有朽胎如拳，随败污而下。乃知前天腹疼欲死之故，非尽败血为害，亦是死胎作梗；非尽正气不运，亦是死胎未下。得开窍之药而愈者，窍开路通，气血得行。其实所以得下之故，仍是积、朴、大黄推荡之力，非一二香窜之味，遂能攻坚导滞，起九死于一生也。病家深赞后药，而不知前效，故为剖而言之。

姻戚赵某之室，患淋，绵延数日，膜胀呕吐，心中烦热，饮食因以不进。诊其脉，六部俱沉，滞涩有力，曰：此非淋症，腹内必有积血。若从淋治，专用淋药，则误矣。

家人曰：然。前用淋药四剂，小便愈不能下，以为积血诚是。渠自一二年来，经行不顺，临期腹疼，恒三五日一见，甚无多也。但病在经，何以小便淋漓，而又膜胀呕吐，心中烦热，何也？得毋转入发热乎？

予曰：此病久而失治，癥瘕发热之说，诚所不免，然现在脉来不数，而所积之血，犹在忽聚忽行，半通半塞之间，谓发热则未也。其所以变现诸热症者，涩滞有力之脉，全现于沉部，阳陷阴中之明征也。夫经行不顺，阳气尽郁于血分，胞宫积血之区，其蕴热必深矣。胞热而上蒸于心包，轻则为烦热，重则为瞀闷；下移于膀胱，轻则为淋浊，重则为癃闭。所以然者，胞本女子之一脏，上通心包，下近膀胱者也。此症心中烦热，小便淋漓，正是胞宫移热之所为。而胞宫之热，则又血瘀气郁之所致。总一经行不顺，是其病本也。

膜胀呕吐，又属因病而病，节外之支也，何也？巨阳[2]引经者也。小便不利，巨阳不能引经下行，则气逆而上，可以为膜胀，亦可以为呕吐；水逆而上，可以为呕吐，亦可以为膜胀矣。此虽大为人累，实皆无关病源。但理其久郁之气，下其久积之血，血流气畅，诸症自止矣。妄用淋药，无益也。

遂用香附、元胡、枳实、郁金理其气，赤芍、当归、川芎和其血，柴胡以散其郁，鳖甲以破其结，而加大黄、红花引之直下，一剂而血积行，数剂而小便利，十余剂后，饮食大进，诸症霍然矣。

有以吐血求治者，其症胸膈膜疼，喘息不利，其脉两寸壅郁，浮沉俱盛。

予曰：君曾酒后与人争气乎？病似由此而得。

曰：有之。顾未知病之得，果由此乎，抑积劳伤力所致耶？

予曰：积劳伤力，症属不足。今现有余之脉，定是因怒致病，胸中之血正多也。经曰：阳气者，大怒则形气绝，而血菀于上，使人薄厥。又曰：因而大饮则气逆。夫饮则气逆，怒则气上，酒与怒不容相值者也。此为酒后气盛，适逢暴怒，周身之气俱奔腾而入胸膈，阴血随之进入清道，透入膈膜，其后气平而渐降，血留而不归，而胸中空旷之地，遂为浊阴填塞，乃至膜疼痞闷，喘息俱艰矣。

夫在上者，因而越之。因势而利导之，正治也。此必大呕大吐，出尽败血，乃得无虞。昔华元化[3]治某太守之病，知其当以吐血而愈，受其馈，不赴其召，遣书骂之，引使大怒，果大吐血而病瘳。此古人元妙通神之技，非后人所宜效颦也[4]。然血在膈上，吐之则顺，下之则逆。此症不吐，病无由尽，吐之或过，又恐触动新血，败血去而新血并出，则病益加病矣。姑用理气活血之药，使其势可由已徐徐出之可也。乃以枳壳、香附、郁金、当归、川芎、红花、生栀、豆豉为剂，服后渐吐渐多，胸膈渐宽。数剂之后，血不复吐，而病痊愈矣。

于氏之子患吐血，屡医不痊，日渐发热，求治于予。予视其脉，浮大而数，重按全空。

曰：此病发于肾经，阴亏而火旺，吐血中之最重者也，非大用地黄不可。

曰：用屡矣，病卒不减。索视其方，果地黄、阿胶、芍药之属，而枳壳、陈皮、当归、丹皮居其半。予虽不欲摘人之短，又念于氏恳求甚切，不得不以实告，曰：此药无怪不效，止血而以动药参之，血不大出，斯幸矣，更冀其止，不能也。

于氏骇问：何药？

予曰：枳壳、陈皮，气中之动药也；当归、丹皮，血中之动药也。医之用此，必以痞闷烦热之故。不知阴亏于下，气逆于上，痞闷烦热等症，万不能免。惟有安定肾气，滋养阴血，使真阴复奠于坎宫，则浮阳自归其根蒂，岂有不窜不宅、游溢窜动之邪火，而可强抑使之下乎！

且夫养血之与止血，同途而异趋者也。阴亏而无失血之症，则宜养；养血之药取其动，动而从乎阳，血乃徐生。阴亏而兼吐血之患，则宜止；止血之药取其静，静而纯乎阴，血乃不泛。兹医所用养血之方，非止血之剂也。夫血当大吐之时，真阴失守。壮火交迫。虽有十分之静药，而以一分之动药引之，即不能止其风翻浪涌之势，而况枳壳、陈皮以利其气，当归、丹皮以活其血。气行血流，而以数钱之地黄泥其机，何异扬汤止沸乎！病之不瘳，职此之故，非地黄之不宜于此症也。于氏乃请方。

予用生熟地黄三两，麦冬、芍药、元参各一两，阿胶、黄芩、黄柏各五钱[5]，八味煎汁，而和三七末一钱同服，嘱之曰：此药苦以降，酸以敛，甘以润，味厚力专，养阴而兼止血之剂也。然须缓缓分服，使药力从容灌溉，则遂入遂散，不患停留作闷。夫少则易行，多则难宣，理势然也。数剂之后，血必渐止。俟全止不吐，乃半减诸药，而以云苓、山药、莲肉入其中，可以多服无碍矣。于氏遵方服之，果数剂而吐止。

张氏子患泄血，血与粪俱，求予诊视。予曰：不须药也，但今减食，常茹淡蔬，则愈矣。从之果愈。赵氏子患泄血，血与粪俱，求予诊视。予为书方，党参、白术、云苓、炙甘草、制附子，而加荆芥、防风炒黑同服之，服二剂亦愈。

或问其故，予曰：张氏子形气俱壮，六脉无病，其所以泄血者，饮食不节为之也。经曰：因而饱食，筋脉横解，肠澼为痔。又曰：阴络伤则血内溢，内溢则便血。夫六七岁小儿，何知撙节，偶尔饱食过度，而复与群儿奔逐嬉戏，阴络之伤也不难矣。络伤之后，逢饱则血溢，此所以全无病状，而血随粪下也。吾令节减饮食，既不患填壅而伤络，常茹蔬淡，又不患助火而动血。数日之后，已伤之络可完，数十日之后，已完之络且固矣，而何以药为哉？

赵氏子形气俱弱，又在泄泻下痢之后，其脉来迟而浮缓，右关尺为甚，肠胃空虚，风从内生之确候也。夫风者，善行而数变，适在肠胃之内，故逼血下溢。若其逆行上窜，轶入各络，不知又作何症矣。然即此一病，较之寻常内风飧泄、中热、烦心、出黄等症，不已重乎！而在已虚之肠胃，又夺其阴，其能不血四案。

药自愈乎？吾乘其势未大炽之时，急以四君子实其中气，而用附子、荆、防追之使下，风势一去，阴血自静而内守矣。荆、防必炒黑者，生则上行而动血，黑则下行而止血也。此与张氏子同病异源，岂一例所能齐出哉！或乃称善。

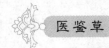

【校注】

[1] 沉涩浮劲：抄本为"浮涩沉劲"，从庚午本。

[2] 巨阳：即太阳，指足太阳膀胱经。

[3] 华元化：即华佗，字元化。见《后汉书·华佗传》。

[4] 效颦（pín）：语本《庄子·天运》所载丑妇效西施捧心而颦的故事。意谓不配仿效而仿效，适足以见其丑。此处引用，是不宜仿效之意。颦，皱眉。

[5] 五钱：庚午本为"正钱"，从抄本。

【评议】论血之病，不外乎血瘀和出血两种。本篇共叙六个病案，血瘀、吐血、泻血各两案。血瘀多兼气滞、又有寒热之分。张氏之妇，是饮冷而致下焦蓄血，用桃核承气汤加桂附等药治之，又用行气开窍药得效。赵某之室，患淋而心中烦热，乃是气郁血瘀之故，用理气活血化瘀药而痊。吐血两案有虚有实，实者是酒后发怒，以致血瘀，故用理气活血药治疗。虚者是阴亏火旺，迫血外出，重用清热滋阴药而愈。泻血两例皆是小儿，虽同病而异源。一是形气俱壮而饮食不节为之，节其饮食，不药而愈。一是形气俱衰，又发于泄泻下痢之后，肠胃空虚，风从内生，故用补气祛风之药而痊。此论血症之治，既示人以常，如治血瘀必用行气活血之法，又示人以变，如出血四案。

附：陆维钊跋

　　林亿《甲乙经·序》有通天地人之语。通也者，通其理，明其性，习其情，而备掌其法度，守常应变，各适其宜也。滕县孔甫涵先生，早登贤书，抱济世救人之愿，由儒学而通于《内经》《伤寒》《金匮》诸作，明于生理病理医理，习于人之性情习惯。会温疫大作，危殆者多，先生出所见以济之，活者甚众，遂以医鸣于世。自是以后，遇疑难大症，或奇病变化，皆条分缕析，明辨其疑似之微，因宜制方，应手辄效。守法而不泥于古，信乎其为通也。先生遗著，有医案九十余篇，即不见治效，或反变之症，亦必详疏其原委，指陈其得失，不仅为医家鉴，亦足为病家戒。惜其传世甚希，无人为之刊布，此秦君克忠之所以珍若球璧也。岁乙酉，余来杭州，丙戌，学长王驾吾兄亦自遵义至，因刘君子衡之介，得以共读其书。王君复为之细加校勘，将以约同好付之梓。余虽不娴于岐黄，第以先祖少云公好校医籍，叔祖介山公精于医术，皆为名医陈莲舫所激赏。幼承庭训，积习未忘，故读先生之书，一再至三，综先生所长，锐于论病，以为治病而不识其名，必将无从着手。又痛夫时医就病论病，不问病因，不参脉色，其误将无所不至。即上焉者，亦但论现在之症，不讲隔二隔三之说，此先生之所以不惮辞费，成此九十余篇之巨著也。至其条理贯通，精义迭出，最多者为从正面入手之医案。如云某系何病，应用何药，何药宜先，何药宜后，如何可以善后，如何可防病变，约占全书之半。其次则从错综复杂求其主次，传变转移，尽其曲折；攻补兼施，权其轻重；他人误治，谋其挽救，以至于从脉不从症，从症不从脉；阴极似阳，阳极似阴；假寒真热之殊，假实真虚之辨；大积大聚之宜衰其大半；应峻应徐之须及其时机；紧脉数脉，辨其不同；有本有标，治宜先后等等，皆有确然之病例，畅乎言之，发人深省，非他人医案之寥寥数语，煞费推摩者可比也。况先生此书，自律甚严，他医偶有出其上者，皆一一称道其长，而评己之模棱二可为大咎，反复试探为无识；以痈误淋为误治；未见古人之法，而不敢下手者，为不尽心。自非深于修养，虚怀若谷，以救世济人为怀，何能致此？居今之世，医道大昌，由中西并治，而中西融贯，先生此书，我知其必能为识者所取，不仅为医家鉴，亦足为病家戒，其在斯乎！其在斯乎！

后学平湖陆维钊微昭甫谨跋